想带你看看

失智症

病人的

世界

〔日〕筧裕介◎著

王露萍◎译

北京科学技术出版社

前言

一言以蔽之，
本书旨在让你能够以
"当事人"的视角了
解什么是失智症。

失智症病人的身心出现了什么样的问题？他们在何时、何地、何种状况下会感受到生活出现了困难？

即便你查找这些问题的答案，在目前出版过的书籍以及互联网上能找到的信息中看到的，也基本是一些从医务人员和照护者的视角所描述的失智症症状，内容晦涩难懂。**当事人（即失智症病人）的感受和难处很重要，然而我们几乎找不到以当事人视角发布的信息。**

正是由于缺乏这些关键的信息，我们对失智症的认知和印象存在偏见，导致当事人和他们身边的人都生活得很艰辛。

当事人的心境为：
"明明我有困难，但是即便开口也无法很好地说清楚。"

身边人的感受则是：
"因为不知道他身上发生了什么，所以我不知道该怎么办。"

双方间的这种想法差异，能否尽可能地减少一点儿呢？我在创作本书时最大的愿望，就是让更多的人理解当事人身上所发生的事，以及他们本人所感受到的事。

为了让大家能真实地看到 "失智症病人所生活的世界"

　　尽管如此，要理解当事人所面临的问题并不是一件容易的事。因此，我们从收集"故事"开始，多次对不同的当事人进行了采访。采访人数为 100 人左右。

　　在此基础上，我们决定用**旅行素描**和**旅行游记**的形式总结当事人的亲身经历，创作出能让所有人都可以轻松理解、切身感受、愉快学习的故事。

　　这便是本书的第一部分。

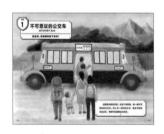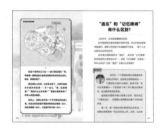

　　让人一上车就会不断失去记忆的"不可思议的公交车"、让人变得认不清人脸的"无脸族之村"……从这些故事中，你可以知道当事人脑海中的世界是什么样的，以及他们的困扰是什么。也就是说，你可以在这 13 个故事中体验到"失智症病人所生活的世界"。

"失智症"是什么?

为了让你能享受接下来的失智症世界之旅,希望你至少记住这些内容。

失智症病人处于一种"由于认知功能退化所引发的生活出现问题、生活艰难"的状态。

所谓认知功能,就是一种"通过眼、耳、鼻、舌、肌肤等感觉器官去感知某个对象,并对它是什么进行思考、判断、解释、描述、计算、留存记忆"的功能。

比如,让我们来看一看"外出时进入厕所"的过程。

第一步
1 用视觉感知
边走边用眼睛寻找,厕所的标识牌映入眼帘→"有标识牌。"

第二步
2 记忆与解释
将捕获的信息与自己的记忆对照,并做出解释→"这里是男厕所。"

第三步
3 判断和实行
从获得的信息中,对自己该如何行动做出判断和实行→"行,进去吧。"

我们在做出某个行动前，大脑会在瞬间进行以上这样的操作。如果认知功能退化，这一系列的过程将变得艰难不顺。

例如，"讨厌洗澡"
是为什么呢？

我们经常听到照护者说："他（当事人）本人很讨厌洗澡……"因为每个人的看法不同，这有可能被解读为当事人在"排斥被照护这件事"。但是，当事人"讨厌洗澡"可能并不是出于这个原因，或者只有一个原因，这件事可能意味着当事人存在各种各样的认知功能障碍。例如：

1. 存在对温度的认知障碍，因此觉得洗澡水非常烫。

2. 存在对皮肤感觉的认知障碍，因此觉得洗澡水黏糊、不舒服。

3. 存在对空间和身体功能的认知障碍，因此难以穿脱衣物。

4. 存在时间认知和记忆的障碍，因此认为自己刚才洗过澡。

此外，应该也有单纯不想给家人添麻烦的原因。

像这样，**即使只是在洗澡这一个场景中，根据当事人所患有的身心功能障碍及其生活习惯、居住环境的不同，他感到困难的原因也随之不同。**

也就是说，切勿以偏概全地看待失智症。这一点非常重要。

本书从当事人的视角出发，总结了 44 种身心功能障碍，而它们或许就是导致当事人生活困难的背后原因。为方便大家理解，这些身心功能障碍将以左边这样的图文形式出现在本书的 13 个故事中。

在这 13 个故事的后面，我们还总结了每种身心功能障碍会导致的一些其他的生活困难。我们从中可以看到，乍看之下似乎是毫无联系的问题，实际上可能是出于同一原因。

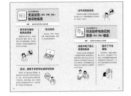

他们为什么要那么做？了解行为背后的原因，让当事人和照护者都轻松

"能做什么"和"不能做什么"因人而异。

让我们来看一个关于买面包的日常"小失败"——当事人明明已经买了很多面包堆在家里了，却接二连三地继续买面包回来。其实重复购买面包的原因有很多，比如单纯地"忘了什么时候买过"，又或者"因为面包放在橱柜里，关上柜门后就看不见了，所以当事人脑海中与面包相

关的记忆就消失了"。

如果只看到失败的结果，你可能想着"不让当事人自己去买东西就可以解决问题了"，可能认为除了限制当事人的行动之外别无选择。**但是只要了解其背后的原因，你的应对方式就会有所改变**，比如给当事人列一张购物清单、买回来的东西必须放在能被当事人看见的地方、拆掉阻挡当事人视线的柜门……

在这样的过程中，也许会发生诸如"别人不理解我（当事人）"和"我不理解当事人的行为"之类的误会。

但是只要能减少这些"小失败"，无论是当事人还是他身边的人，应该都会在越来越多的方面变得轻松。

如果你是当事人的亲友，那么你只需要稍微下点儿功夫，就可以继续和当事人像以前一样生活，并且维护住当事人的尊严，还有助于防止当事人认知功能的继续下降。

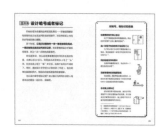

本书后半部分"旅行指南——学习与失智症共同生活的智慧"中，总结有与失智症共存所必需的窍门、思想准备、工具等信息，以帮助你下对功夫。

读完本书后，最开心的就是当事人。

以前即使自己开口说也无法很好地说清楚，并且对方也无法立即理解我在说什么。但是读完这本书之后，大家都表示："啊，原来是发生了这样的事情。"我很开心有人这么理解我。

此外，我们还从当事人家人那里收到了这样的感想。

我们作为家人，一直都在为理解她眼中看到的世界，贴近她，与她愉快生活寻找着答案。这个时候，正是这本简明易懂的书教会了我如何看待她的世界。

当然，这本书并不能解决关于失智症的所有问题。但是，它可以让人了解到当事人眼中的世界是什么样的，让人能更好地想象在自己或者自己重视之人身上会发生什么样的事情。

和当事人一起
创造幸福生活的未来

目前无法用医学手段根治失智症，这的确是事实。

然而，我们可以从当事人的视角学习关于失智症的知识，了解失智症病人生活困难的背后原因，**知道如何与失智症共同生活。换句话说，就是我们能正确改变周围环境或者与他人的相处方式。**

改变周围环境和与他人的相处方式，可以有效地解决一些困难，也可以从根本上防止一些困难的发生。

本书不是一项从看病、治病、照护视角进行的研究，而是着眼于"人"，旨在与当事人共同重建生活。

这种来自病人视角的研究，我认为也应该要有。

我自己也想更加了解当事人所生活的世界。我相信，在老龄化日趋严重的社会中，如果有更多人能够理解在失智症世界会发生的事情，那么社会一定会出现美好的改变。

要是这本书能成为"和失智症病人一起创造幸福生活的未来"的契机就好了。怀着这样的想法，我创作了这本书。

如果这本书能成为**您和您重视之人一起生活下去的指南**，我将不胜荣幸。

日本失智症未来共创中心　笕裕介

第一部分
行走于失智症世界的方法
13个故事带你了解失智症病人所生活的世界

记忆障碍

i

五感障碍

时间、空间障碍

第二部分

旅行指南
学习与失智症共同生活的智慧

行走于失智症世界的方法

13个故事带你了解失智症病人所生活的世界

你是一位在失智症世界旅行的旅行者。

在这些故事中登场的，既不是虚构的主人公，也不是素不相识的陌生人，而是"不久后的未来的你"，抑或是"你所重视的家人"。

失智症世界之旅，开始出发……

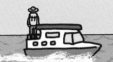

不可思议的公交车
MYSTERY BUS

到站时，你能顺利地下车吗？

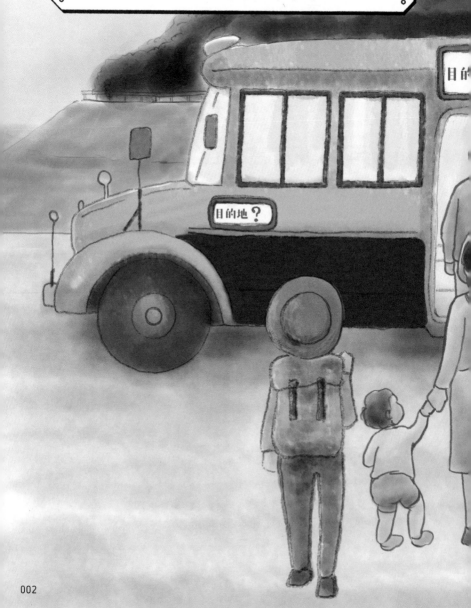

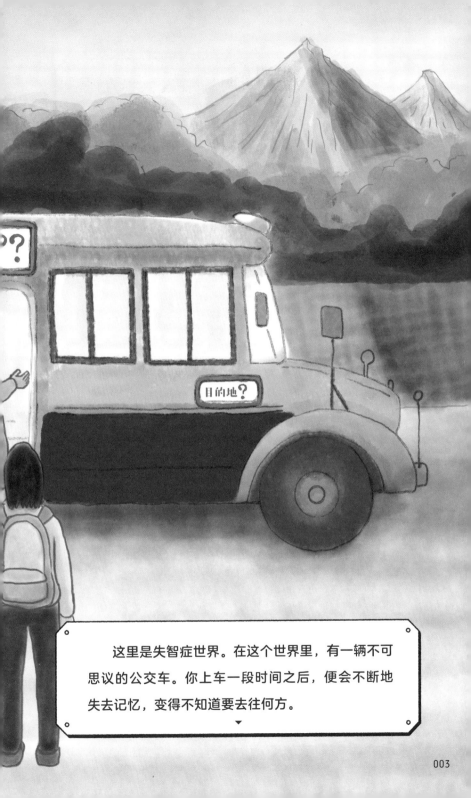

这里是失智症世界。在这个世界里，有一辆不可思议的公交车。你上车一段时间之后，便会不断地失去记忆，变得不知道要去往何方。

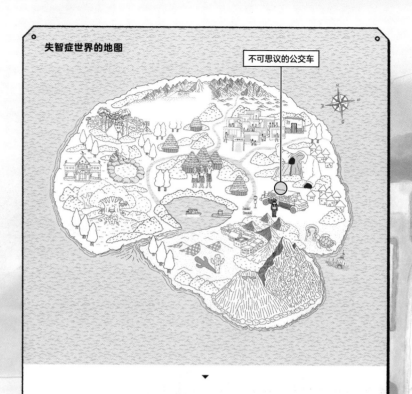

失智症世界的地图

不可思议的公交车

在这个世界的大门口——迪门西亚①港口旁，停靠着一辆每位旅行者都会搭乘的环岛公交车。现在，旅程开始了。

旅行者排队上车后，公交车出发了，大家开始看车窗外的风景……不一会儿，所有人都疑惑不解："啊，这是哪里？""我为什么上车来着？""我是从哪里来的？"……

这辆公交车是一个不可思议的交通工具，它会让你完全搞不清楚你曾经去过哪里（过去）、现在在哪里（现在），以及要去哪里（未来）……

① 迪门西亚：失智症英文名称 Dementia 的音译。——作者注

"遗忘"和"记忆障碍"
有什么区别?

人的记忆,本来就是模糊的东西。

记不起刚刚看到或者听到的内容、忘记约好的事情导致爽约、话到嘴边却怎么也想不起来……每个人应该都有过这样的经历。这些情况通常被称为"遗忘"。

"记忆障碍"是失智症的代表性症状之一。它究竟是一种什么状态?"记忆障碍"和"遗忘"又有什么区别呢?

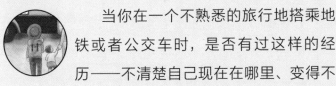

旅行者之声

当你在一个不熟悉的旅行地搭乘地铁或者公交车时,是否有过这样的经历——不清楚自己现在在哪里、变得不安、时不时就要确认一下在哪里下车?对最近的我来说,这些都是每天的常态。

虽然我试图集中精力搭乘公交车,告诉自己"不要坐过站"。但是,我还是频繁经历着不可思议的事情。

某一天,我一如既往地在熟悉的公交车站,一如既往地搭乘那一班公交车去上班。当然,公交车也一如既往地在我熟悉的路线上行驶，因此我很清楚要在哪一站下车。

到公司需要 20 分钟左右。可能是我那天太累了，摇摇晃晃的公交车让我有些走神。当我突然回过神时，我**变得不知道自己从哪里来、现在在哪里、要去哪里了（P.014）**。也就是说，我所有有关过去、现在、未来的记忆，都不翼而飞了。

无法记住
（铭记、存储、想起）
体验和行为

我想着，看一看外面的风景和建筑就会想起来吧。于是，我看向窗外。但是，不管看到什么都唤不起我的记忆。不仅如此，我还感觉自己仿佛来到了一个全新的地方。这辆公交车究竟要去哪里？！

公交车经过了好几个车站，乘客陆续下车。但是，我到最后也不知道应该在哪一站下车，就这样一直坐到了终点站。

在终点站和好心的司机交谈时，他跟我说："你应该带定期车票①了吧。"我看了一下车票，才终于知道自己要去什么地方。

然后我坐上了回程的公交车，尽管已经迟到很久了，但是总算到了公司。

---

① 该车票标注着规定的使用有效期限，以及固定的出发站和到达站。——编者注

会忘记"我是一个要去上班的人"这个前提

不仅忘记了**在哪一站下车**，就连**"我要去公司上班"**这件事情本身都不记得了，这就是记忆障碍的特征。

如果约好了在"3月3日18：00和朋友一起吃饭"，但是那天你从早上开始就忙于工作，**直到19：00朋友打来电话你才想起有约**。这种情况叫作"遗忘"。

如果是普通的遗忘，那么你仍然可以想起自己要做什么。但是在出现记忆障碍的情况下，你大多数时候连自己思考过、做过这件事情都会忘记。

比如，**你在19：00接到了朋友的电话，却连"约好要吃饭"这件事情都想不起来**。这种情况就是"记忆障碍"。

若是在自己的手账本上写好了要做的事情，也想不起自己和别人有约定或者写过这些内容，就会发生一些诸如"没有证据证明这个约定属实"的事情。

旅行者之声

我和妻子一起坐公交车的时候，司机喊着："下一站，浅草站——浅草站——下一站停靠的是浅草站——"广播中3次提到了我应该下车的车站。

虽然我心里也想着"嗯，下一站就是浅草站了"，**却完全没有意识到浅草站就是自己要下车的车站（P.016）**。不过这个时候，因为身边的妻子及时按下了下车按钮，所以一切顺利。

无法记住
（铭记、存储、想起）
知识和信息

对了，我之后独自一人乘车时为了确保不会坐过站，会在车上一站一站地进行确认。也不知道是不是这个方法起了作用，一路上我都很顺利，没有中途忘记自己要在哪里下车。

终于，下一站就是我要下车的车站了。我想着"行！要下车了"，并干劲十足地想要按下车按钮……可不知道为什么，我明明想要按按钮的，**却只能眼睁睁看着它，无法将手伸过去（P.017）**。这就像被施了魔法一样……真是不可思议。

行为动作与
自己的思想
（想法、意图）相左

最终，我没能按下按钮，只好眼睁睁地看着车站离我远去。

可能是因为我一直处于"绝对不能忘记在哪里下车"的紧张感中，所以大脑筋疲力尽，无法将"按按钮"这个指令传达到手上。

自从有了那次糟心的经历，我便在上下班时将写有上车站和下车站的纸条放进公交卡卡套然后挂在脖子上。纸条上还写了"我患有失智症，在我有困难的时候请帮帮我"的话。

现在，当我搞不清楚要去哪里的时候，我做的第一件事就是查看自己的公交卡卡套，确认目的地。要是仍然搞不清楚，我就会出示自己的字条并询问周围的人："我想去这里，请问该怎么走？"

然后对方就会告诉我该怎么走，比如对我说"去那里的话还有两站哟"，过一会儿又跟我说"下一站就是了哟"。有些好心的人还会帮我按下下车按钮。

即使是我这样一个认生的人，也能轻松地向别人出示字条并进行询问，而且没有人会用奇怪的眼光看我，大家都会善意地为我解答疑惑。

坐地铁或者公交车时为什么无法下车

当事人无法从地铁或者公交车上顺利下来，可能是因为他记忆过程中的某个环节存在障碍。也就是说，**记忆障碍指"记忆过程存在障碍"**。

那么，记忆是如何形成的呢？让我们试着用"在学校里学习、考试"的例子来思考这个问题吧。比如现在要学的科目是历史，知识点是：爱因斯坦＝相对论提出者。

我们把这条信息记在（铭记）脑子里，将它储备（存储）起来，到考试的时候，看见相关问题时，便将这条信息提取出来（想起）并写下答案。

"铭记→存储→想起"这一系列过程就叫作"记忆"。

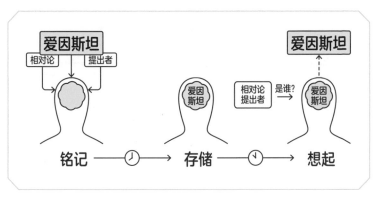

记忆是什么？

当事人之所以无法在坐车时顺利下车，就是因为其记忆过程的一个环节或者多个环节中存在障碍。

第一个障碍是，**不能准确铭记目的地的信息**。当事人即使用眼睛看、用耳朵听，信息也只是左边进右边出，无法将信息转化为记忆，存不进脑子里。

在打电话听到"在 XinSu 见面"时，大多数人会将其转换成"XinSu ＝新宿＝山手线车站附近的繁华街区"这样的有用信息。但是，如果你做不到这一点，那么它就只是一串声音，难以存入大脑。

此外，你也必须同时铭记"新宿＝见面地点"这一信息。你如果只记得"新宿"，但是不知道它代表什么信息，那么也无法使用该信息。

第二个障碍是，**不能"存储"必要的信息**。关于公交车的编号和车站出口的号码，你是不是曾有过这样的感觉——哪怕当时记住了，事后也会马上忘记。

第三个障碍是，**即使有触发点也无法"想起"信息**。你如果要想起某段处于存储状态的信息，就必须要有该信息的触发点。你有没有这样的经历：即便不记得公交车站的站名，但是只要一听到车内广播就能想起来？

然而，由于记忆障碍，"想起"可能无法正常地进行了。此时，当事人就会像前面那段故事中所表现的那样——"虽然我心里也想着'嗯，下一站就是浅草站了'，却完全没有意识到浅草站就是自己要下车的车站。"

最后一个障碍是，**在完成"铭记→存储→想起"的一系列过程之后，无法做出行动**。这就好似前文那个"明明知道要在哪里下车，却无法将手伸向下车按钮"的故事一样。当事人有时难以按照自己的想法去控制自己的动作。

那些无法单纯用健忘来解释的事情，不仅发生在乘车过程中，也发生在日常生活的其他场合里。

我接下来要说的这件事情发生在某一天我准备做晚饭的时候。我一边思考着今天要做什么，一边打开了冰箱。

然后，因为看到有肉末，所以我想着"就用肉末吧"，可是**我根本想不出任何菜名（P.017）**。我很喜欢下厨，我的脑海里应该有各种各样需要用到肉末的拿手好菜的名字才对，比如肉丸子、麻婆豆腐……但是在那一刻，我连一道菜都想不起来。

0月X日
10:00

无法记住
（铭记、存储、想起）
知识和信息

为什么想不起
本应知道的菜名

我们迄今为止做过的菜的信息，包括菜名和做法，应该存储在大脑中的某个地方。但是大脑里的记忆并不像书店书架上分门别类摆放着的图书一样能被轻松找到。

通常情况下，我们打开冰箱看到"肉末"，以该检索词为触发点，就能想起"肉丸子"或者"麻婆豆腐"等信息。但是由于记忆障碍，当事人难以再将检索词和想要的信息联系起来，也就无法想起菜名了。

不过，哪怕我们有时看到"肉末"时没有想起菜名，之后用手揉捏肉末时的手感（触觉）、气味（嗅觉）也可能成为触发点，能让我们想起"肉丸子""肉酱意大利面""肉末盖饭"等菜名信息。

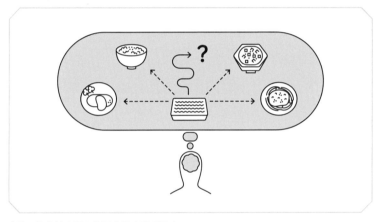

大脑无法将检索词和想要的信息联系起来

也就是说，无论是想不起本应知道的菜名，还是无法从地铁或者公交车上下车，**这些困难背后的原因都是记忆障碍，即无法记住（铭记、存储、想起）体验和行为，或者无法记住（铭记、存储、想起）知识和信息。**

在接下来的几页中，我为大家总结了前文故事中以图文形式出现过的身心功能障碍，以及某种障碍可能导致的生活困难。请大家以此为参考来回忆一下你自身、你周围之人的难处和生活环境。

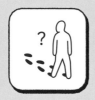

身心功能障碍 01

无法记住（铭记、存储、想起）体验和行为

检查 | 该障碍可能导致的生活困难

☑ 忘记炉子上开着火

我忘记炉子上烧着水，导致水烧开之后溢得到处都是。直到在客厅里听到了水壶的鸣叫声，我才慌忙跑去关了火，但我完全想不起自己开过火。

☑ 忘记正在洗衣服、做饭

明明是我自己打开的洗衣机，但是就算听到它洗完响起提示音，我也会茫然地想着"这是什么声音"。第二天早上，当我打开洗衣机看到里面皱巴巴的干衣服，才知道自己昨天洗过衣服。

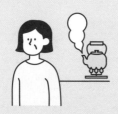

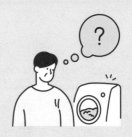

☑ 忘记自己取了钱

我忘记自己从银行取了钱，就算第二天看到存折上的记录，我也会误以为这是一笔自己没印象的消费支出。有时我还会怀疑是不是家里人取出了这笔钱。

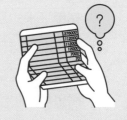

☑ 不记得自己 下过单

快递已经送到了我家，但是即使我拆开看也不知道是谁的快递。虽然心想"可能是我网购的吧"，但是我并不记得自己买过东西。

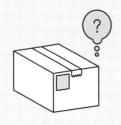

☑ 多次重复 同样的话

我会跟生活在一起的家人或者朋友多次重复同样的话，讲过去美好时光的回忆，以及曾在工作中大显身手的故事。重复得特别多，有时一天会说好多遍。

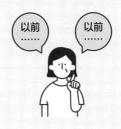

☑ 不知道哪些是已经做完的工作

我不知道自己已经做了哪些工作或者处理了哪些文件，分不清它们和我接下来应该做的工作有什么区别。就算在便笺上给已经完成的工作做上标记，我也会因为没有"做过这项工作"的记忆而变得不安。

要做的　　做完的

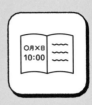

身心功能障碍 02

无法记住（铭记、存储、想起）知识和信息

检查 | 该障碍可能导致的生活困难

☑ 想不起与食材相关的菜名

　　我想用肉末做点儿什么，但是想不起任何一道菜。第二天，我只想到了可以做麻婆豆腐，完全想不出其他菜。我也难以看着食材去思考未来几天要做的菜的菜名。

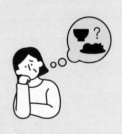

☑ 忘记吃药

　　我会忘记"吃药"这件事。就算药就在眼前，我也不认为这是我要吃的药。

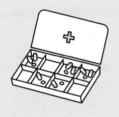

☑ 忘记、搞错下车的车站或者目的地

　　我时常一出门就忘记自己要去哪儿，或者乘车时忘记自己要在哪里下车然后坐过站。有时，我还会认定别的车站是自己要下车的车站，结果下错站。有时，我明明是在自己非常熟悉的车站下车，也会有种第一次来这个地方的陌生感。

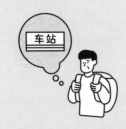

✓ 记不住商品信息

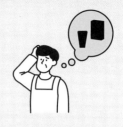

我即使多次查看商品信息，也还是记不住。就算我翻看自己写的备忘录，也依然一头雾水。

身心功能障碍 03

行为动作与自己的思想（想法、意图）相左

检查 | 该障碍可能导致的生活困难

✓ 无意中吃了别人碗里的饭菜

在我饿了的时候，如果面前有一道我喜欢的美食，即使那是别人碗里的食物，我的手也会不知不觉地伸过去，然后夹起来不由自主地往自己嘴里送。虽然被提醒后会猛地反应过来，但是我却无法解释自己为什么吃它。

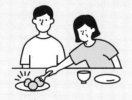

✓ 按不了下车按钮

我在乘车时，就算记得要在哪一站下车，也可能按不了下车按钮。有时我需要凭借强大的意志力提前伸出手才能成功按下按钮。然而，意志力过于强大有时反而会导致我的手动不了。

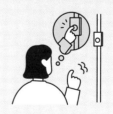

白雾溪谷

WHITEOUT VALLEY

你能将消失于雾中的绝景印在脑海里吗？

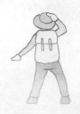

这里是失智症世界。在这个世界中，有一个幻梦溪谷。在那里，浓雾和暴风雪不仅遮住了你的视线，让你的世界白茫茫一片，同时还抹去了你的记忆，回忆也是一片空白。

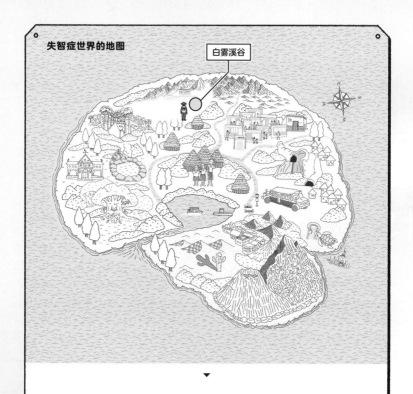

失智症世界的地图

白雾溪谷

旅行的第一站，你来到了被列入世界自然遗产的白雾溪谷。在晴朗的日子里，溪谷会展开一幅四季分明的绝景图。但是，这里的天气不稳定。一旦变天，这里瞬间就会变得浓雾弥漫、暴雪横飞，你的眼前一片纯白。与此同时，本应过目不忘的关于绝景的记忆，也会消失得无影无踪……

这就是人们将这里称为"幻梦溪谷"的原因。

"眼睛"和"记忆"
有着令人吃惊的密切关系

　　我们在生活中对眼睛的依赖程度超乎想象：如果用奢侈品牌的酒杯来装酒，即使盛的是廉价的葡萄酒我们也会觉得它的味道很高级；哪怕是必须要做的事情，如果不写在备忘录里，我们也会不知不觉地忘记；就算是很喜欢的衣服，一旦放进衣柜深处的话，我们也会忘记它的存在，甚至一放就是很多年……

　　视觉与认知以及记忆密切相关。橱柜、门、冰箱……实际上，我们日常生活的各个角落里都存在着白雾溪谷的缩影。

旅行者之声

　　那天，我在购物时想起卫生纸用完了，于是就买了一些回去……

　　但是回到家后，我发现马桶上方的储物柜里堆满了卫生纸！我完全没有印象，心想：这是怎么回事？还有这么多纸吗？是谁在什么时候买回来的？

　　我认为一定是我老公买的，于是向他抱怨，但是他说不是这样的，竟然还说这些卫生纸是我自己在上周和上上周买回来的。令人难以置信的是，似乎真的是我记错了并买了很多次。

虽然我每一次打开柜门都会看到大量的卫生纸，**但是当我关上柜门，那些卫生纸从我的视线里消失后，有关它们的记忆似乎也一并消失了（P.028）。**

无法在脑海中想象用眼睛看不到东西

为什么反复地购买卫生纸

反复购买已经买过的东西，这种行为有各种各样的原因。

第一个原因就是记忆障碍——当事人单纯地忘记（无法铭记、存储、想起）自己买过东西（P.002 "不可思议的公交车"）。

第二个原因是，**如果有一些事是当事人长期以来形成的固定习惯，或者当事人对这些事抱有特殊的感情和迷恋（抑或是苦恼），那么他似乎就会频繁地想起这些事，产生"我想要做这件事""我必须做这件事"的强烈想法**（P.030 "阿努吉泰新街"）。反复购买卫生纸就是这样的事之一，该行为就是当事人经常回想起"曾经因为卫生纸用完而遇到过大麻烦"的经历导致的。

第三个原因则是本章内容的中心——**对视觉信息的依赖**。由于认知功能障碍，当事人可能认为：**在眼前看不见的东西=不存在的东西**。

当事人看着储物柜里堆放的卫生纸时会觉得"足够了"，可一旦她关上柜门，它们的存在就会在她的记忆里消失得无影无踪——对当事人而言，那些卫生纸已经成了"不存在的东西"。所以，当事人买新卫生纸时**并不会觉得自己是在反复购买——自己只是和往常一样在对用完了的东西进行补充而已**。

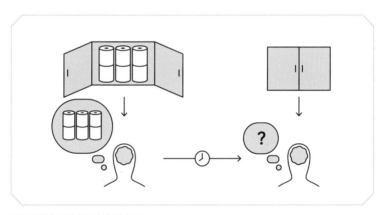

看不见的东西就是不存在的东西

旅行者之声

我负责文书工作。我工作时也发生了类似的事。

我打开电脑，想要继续录入昨天没录入完的数据，却找不到要使用的文件。电脑桌面上有好几个文件夹，**我完全无法想象文件夹里存有什么内容（P.028）**。我第一次遇到这样的事，所以吓得脸色发青。然后我一一打开所有文件夹，并查看了其中的数据，终于找到了想要的文件。但是接下来，**当我看着纸质资料打算录入数据时，却想不起刚刚确认好的数值了（P.027）**。我的目光必须在资料和录入界面之间来回游走多次，工作才能推进下去。

无法在脑海中
想象用眼睛
看不到的东西

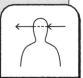

所见、所闻、所想
从记忆里
瞬间消失

之后，我总算完成了一天的工作，并在购物后回到了家。然后，我把刚买回来的肉和蔬菜放进了冰箱。在我关上冰箱门的时候，不可思议的事发生了：就在一瞬间，**我完全不知道自己往冰箱里放了些什么，也不知道冰箱里有些什么了（P.028）**。我明明刚才亲手把食材放进去的呀……我没有办法，不得不再一次打开冰箱，确认里面有什么可以用来做饭的食材。

事实上，这种"我不打开门就不知道里面有什么"的困难已经发生很多次了。

比如，我晚上醒来想去上厕所时，我走在走廊上，**迟迟想不起厕所在哪儿（P.028）**。家里明明是我最熟悉的地方，但是不管看向哪一扇门，我都无法想象那扇门后面有什么。于是，我一扇一扇地开门查看，好不容易才找到了厕所。

还有，在做饭的时候，取出餐具对我来说也是一件难事。**因为橱柜的门是关着的，所以我就算看着橱柜也搞不清楚餐具放在哪里（P.028）**。我每一次做饭都必须先打开所有柜门，确认之后再关上。后来，我就只用那些放在沥水篮里面的餐具了。不过，当我把柜门换成玻璃材质的以后，里面的物件一览无遗，这些烦恼就不可思议地完全消失了。

此外，在购物的时候，我不会再去想需要买什么，而是事先制作一个补货清单：如果家里有东西用完了，我就立即写下来；我在厨房里也放了备忘本，一旦调味料用完就立即写下来。我去购物的时候一定会带着这个补货清单。这样做之后，我就很少再像以前那样总是买回同样的东西了。

为什么不知道
冰箱里有什么

· 无法想象电脑文件夹里的文件内容
· 一关上冰箱门就不知道冰箱里有什么
· 不知道门的背后是什么房间

· 无法想象橱柜里面有什么餐具

实际上，**以上这些困难都是出于同样的原因**。

无论是文件夹、冰箱、房间还是橱柜，当事人只要打开电脑窗口或打开门就能确认里面的信息或物品，可是一旦关闭电脑窗口或关上门看不见了，当事人就会觉得里面的东西"不存在"了。

当然，如果再次打开电脑窗口或打开门，当事人就会认识到这些东西还是在里面的。因此，在与失智症共同生活的世界里，创造视线不受遮挡的生活空间很重要。

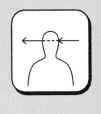

身心功能障碍 04

所见、所闻、所想从记忆里瞬间消失

检查 | 该障碍可能导致的生活困难

☑ 不记得结账的金额

即使店员告诉了我要支付多少钱，或者我核对了收银机上的金额，我也会在将视线从收银机移到钱包上之后忘记这个金额，必须要翻来覆去地查看、确认才行。

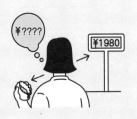

☑ 听到的事转头就忘

我完全记不住和朋友打电话约好的时间和地点。即使想在通话的时候写下这些信息，我也无法同时完成听和写这两件事。对我而言，给我发一封文字邮件更有用。

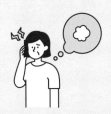

☑ 电视里的内容无法进入、留存在脑海中

就算是看电视剧或电影，我也无法跟上故事剧情，因为我会很快忘记刚看到的内容。一旦切换场景，我就完全搞不懂电视剧或电影现在是什么情节了。我也记不住剧里的人物形象、场景、名字。

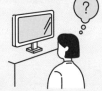

✔ 难以录入数据

我如果谨慎地逐字查看资料，就无法往电脑里录入文字或者数字。我难以在手头的资料和录入界面之间来回切换视线，经常忘记数字或者重复录入。

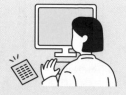

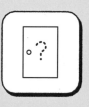

身心功能障碍 05

无法在脑海中想象用眼睛看不到的东西

检查 | 该障碍可能导致的生活困难

✔ 不知道衣服放在了哪里

即使我把衣服一如既往地放在老地方，但是只要关上门看不见，我就不知道它们在哪里。要想找到它们，我必须再次打开所有的柜门，一一翻找。

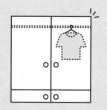

✔ 不知道冰箱里有什么

我一旦把食材放进冰箱，然后关上门，就不知道冰箱里面有什么了。我需要多次打开冰箱确认里面的东西。我也很难从橱柜里找到调味料和餐具。

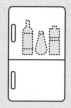

✓ 清洗餐具后难以将它们 放置在合适的地方

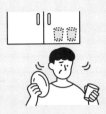

我在收拾餐具的时候，不知道要把它们放在哪里。我难以判断接下来该怎么做，比如是要把晾干了的餐具从沥水篮里拿走，还是要将洗过的餐具放在新的沥水篮里。

✓ 不知道哪一扇 是厕所门

就算是在自己家里，我也会忘记每扇房门背后是什么房间，不知道厕所在哪里。要是房门样式差不多的话我就更搞不清楚了，如果不把每一扇门都打开并确认房间的陈设，我就无法找到厕所。

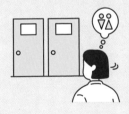

✓ 忘记存折、签 名印章等贵重 物品的位置

如果我把贵重物品放进抽屉里，那么关上抽屉我就不知道它们在哪里了。我必须把家里的抽屉都打开并查看一遍，才能找到想要的东西，要是找不到的话我就会认为它丢了。我因此补办过很多次像存折这样的凭证或证件。

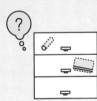

✓ 忘记自己买过某物并 再三地购买

我以为卫生纸用完了，就买了一些回来，结果发现家里还有一大堆卫生纸没有用。我记不住家里有什么，也会忘记自己买过什么或者收到过什么，因此总是重复购物，家里的存货越来越多。

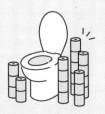

阿努吉泰^①新街

WANNA WALK HILLS

你能从充满回忆的时光旅行中抽身吗？

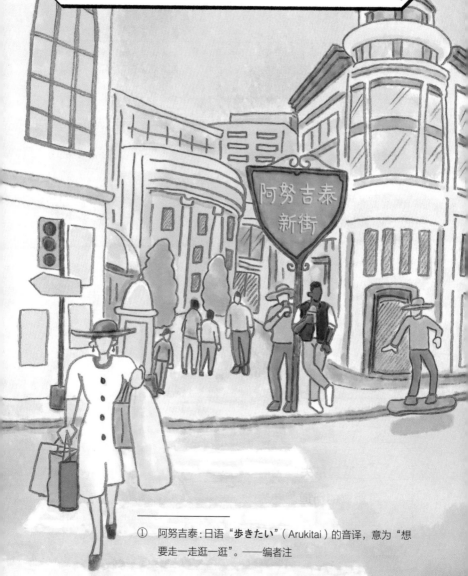

① 阿努吉泰：日语"歩きたい"（Arukitai）的音译，意为"想要走一走逛一逛"。——编者注

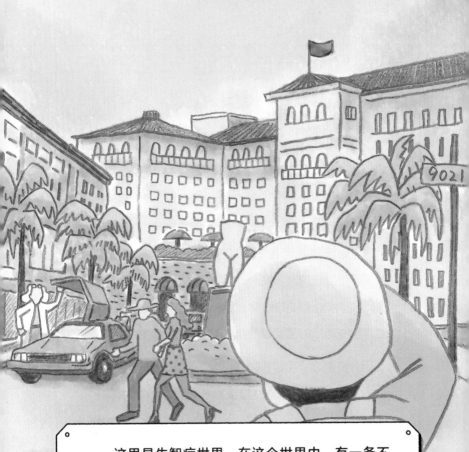

这里是失智症世界。在这个世界中，有一条不可思议的街道。在这里，你会不知不觉地穿越到过去的时光，并且带着过去的回忆不停地向前走。

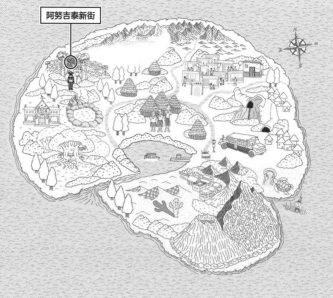

失智症世界的地图

阿努吉泰新街

　　阿努吉泰新街是一条位于小山丘上的高级住宅街。不可思议的是，每一个来到这里的人都会吐露出"好怀念啊"这样的心声。因为当人们走在这条街上时，各种难忘的回忆都会被一段接一段地唤醒。

　　比如说我。我回忆起：当我还是一名现役刑警时，曾在某地埋伏了一整夜；曾与绝世美女度过了如梦似幻的一天；以前曾踩着科学家朋友发明的飞行滑板飞来飞去……那些过去的记忆好像正在当下发生着，我会陷入其中，做出和当时一样的行动。

不仅是怀念，
而且是真的穿越了时光

时隔很久回到家乡，你可能在散步时把街道的风景和自己的记忆联系起来，心想：这里是我和小伙伴一起玩耍过的公园，那里是我放学之后经常光顾的店铺……

人的记忆会因为一些偶然的事情而生动地苏醒，并且对当下的感情和行动产生强烈的影响。当你沉浸在充满怀念的回忆中时，你会觉得轻松愉悦、心神安宁，感觉就像是享受了一场短暂的时光旅行。但是，如果你变得分不清过去和现在的话，情况会变成什么样呢……

旅行者之声

今天早上，我醒来的时候想着"糟糕，要迟到了，我必须快点去公司才行"，**然后赶往我十年前工作的公司（P.042）**。但是，其实我现在已经退休了。

我生怕赶不上公交车，所以走得很快。但是走着走着，**我最终忘记了自己要去哪里，忘记了自己为什么走在外面**

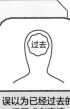

过去

误以为已经过去的经历或者事情是现在进行时

？

无法记住
（铭记、存储、想起）
体验和行为

（**P.014**）。

陷入困境的我心想：我必须回家才行。但是因为是空手出来的，而且连回家的路该怎么走也不知道了，所以我不知所措。毕竟要让我去问别人"我家在哪里"实在是太尴尬了，我问不出口。

我想：或许走一会儿就能看到一些熟悉的景象，总之先四处走走吧。然后，我偶遇了一个邻居，安然无恙地回到了家。

就像这样，我最近总是如同穿越时光一般突然"回到过去"，并且经常觉得自己"必须要出门"，于是开门出去。

这样的事情不仅仅发生在早上。吃完午饭后，我想着"是时候去买点东西，为晚饭做准备了"，于是走到了菜市场。

实际上，住在附近的女儿现在每天都会把晚饭送到我家，因此我不需要出去购物。**但是我以前每天都是在这个时候去菜市场买菜，为儿女们准备晚饭，所以现在一到这个时间点我仍然会这么做（P.042）。**

不过，我这么做可能还有一个最重要的原因，那就是我多年来一直很喜欢在菜市场和那里的老板或者偶遇到的邻居站着聊聊天。

到菜市场后，一开始，肉铺老板告诉我："今天这个肉很划算哟。"接下来，鱼铺老板告诉我："这

过去

误以为已经过去的
经历或者事情
是现在进行时

些都是当季的鱼。"然后我们聊了聊关于晚饭的话题，我说："今天要不就做秋刀鱼吧。"之后，我在邮局和窗口的工作人员闲谈了几句，又在蔬菜铺和聚到一起的邻居们聊了聊关于孩子的话题，最后回到了家。

虽然不知道为什么买菜回来时会两手空空，但是我觉得这并不重要。我很熟悉在菜市场遇到的人，他们总是很热情地欢迎我。买菜因此在我心中是一件非常愉快、舒心、珍贵的事情。

就像这样，我偶尔会独自出门，"穿越时光"，做着一些过往在育儿时期做的事情。

其他人可能很难理解这些事情对我来说有多么重要和珍贵。而当被问及出门的原因时，就连我自己也忘记为什么会这样做，想着：咦，我为什么会走在外面来着？因此，我很遗憾无法很好地向别人说清楚……

虽然我的家人很生气，但是对我来说，沉浸在那个时期、那段回忆中的自己，心情也如二十多岁时那般轻松，比现在有活力多了。有时，我也想和家人一边散散步，一边聊聊过去的事情。

为什么看起来像是在漫无目的地走来走去

我们经常听到这样的话——"失智症病人是因为遇到了困难所以才不停徘徊着"。但是，**当事人不会漫无目的地在外面走来走去。他们这样做肯定是有某种理由的。**

出门的理由因人而异，比如去工作、去见某个人、去买东西、去听音乐会或者去看戏剧。而且，当事人的行为多半是基于过去的回忆或者习惯。

我们还经常听到这样的话——"这个人即使已经退休了也还是执着于工作、痴迷于工作，所以才做出这样的事情"。然而，**就算已经退休十多年了，过去的记忆仍然会在当事人的脑海里苏醒，变成"现在正在发生"的事情。因此，对他们来说，每天上班是理所当然的。**

是的，当事人只是在做自己觉得应该做的事情而已。

不过，他们即使在出门的时候有着明确的意图，也可能在路上走着走着就忘记自己为什么出门、要去哪里。因此，他们大多无法说清楚自己为什么外出，或者感到很困惑。这可能导致在周围人的眼里，他们看上去像是在漫无目的地走来走去。

夜晚，当时钟的指针转到 10 点的时候，我突然产生了"我必须赶快回家才行"的想法，于是开始起身收拾。我在睡衣外面套上外套，把钱包和手机装进背包里，并对房子的主人说："打扰您了，我该回家了。"然后不知道为什么，对方突然大发雷霆，抓住我的胳膊对我说："你在说什么？这里就是你家！" **但是这里并不是我家呀（P.043）**。我不知道这是怎么回事，感觉很害怕。**即使那个男人是我儿子，但是对当时的我来说，我看不出他是我儿子（P.071）**。

　　因为我儿子明明是个很可爱、很体贴的孩子，而眼前这个男人却摆着一副恶鬼似的脸在不停地凶我。

认定错误或者不实的事情是正确和真实的

无法正确地看脸认人

为什么认为
自己家是别人家

出现这样的情况，可能有以下几个原因。

其一，因为**当事人回想起了曾经住过的老家的记忆，并且这段记忆覆盖了他对现在正住着的新家的记忆。**因此，当事人的想法很简单：我不在自己家→因为已经是晚上了所以我得回家了。

其二，可能因为**当事人识别空间和人脸的功能出现了障碍，不知道现在待的地方就是自己家**（P.062"无脸族之村"）。

此外，孤独感、对病情发展的不安，以及与家人关系不佳等导致的**压力，也可能诱发当事人"想回到那个能让我感到放松的家"的情绪。**

总之，出现这样的情况多半是由好几个原因累积而成的，而非只有一个。

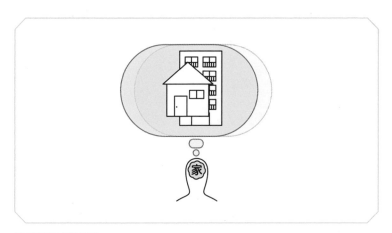

过去的家 ＞ 现在的家

第二天，我又和儿子大吵了一架。**因为他把我独自留在家里，只带着他的老婆和孩子去了百货商场（P.043）**。明明他平时都会邀请我，会问我："要和我们一起去吗？"

对听到的
话语和信息
持否定的观点

当时，我感觉自己被他们排挤了。虽然儿子对我说："我们是去给您挑选生日礼物了。"但是我认定他在骗我。

又过了一天，我在超市准备结账的时候，发现本应放在钱包里的钱不见了。

回到家后，我问儿子："我现金不见了。你知不知道？"但是也许是因为昨天的事情，他很冷淡地回了我一句："我不知道。"听到他这么说之后，**我确信一定是儿子偷了我的钱！因为我都这么困扰了，他居然不帮着我一起找找钱去了哪里（P.043）**。

就算我对他说："承认吧！是你偷了我钱包里的钱，对吧！"他也只是装不知道。我越发觉得可疑。于是，我怒不可遏，然后和他大吵了一架。以前我和儿子的关系很好，几乎不会吵架，但是现在……

认定错误或者
不实的事情
是正确和真实的

我最近不知道为什么，**总是因为一些小事烦**

躁，或者突然感到闷闷不乐（P.045）。
由于无法按照内心所想控制自己的情绪，
所以我尽量注意不要让自己太疲劳和压
力太大。

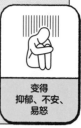

变得
抑郁、不安、
易怒

为什么认为
重要的东西或者钱财被偷了

如果重要物品不在它们应该在的地方，内心就会怀疑
是被谁拿走了，这种想法应该所有人都会有，与是否患有
失智症无关。

就算是因为自己花钱了所以钱包才变空的，但是只要
当事人脑海中没有保留关于买过东西的记忆，他就会理所
当然地认为"钱应该在钱包里"。从知悉事情经过的旁观
者视角来看，当事人或许在胡言乱语或者说谎；**但是从当
事人的视角来看，自己说的都是实情。**

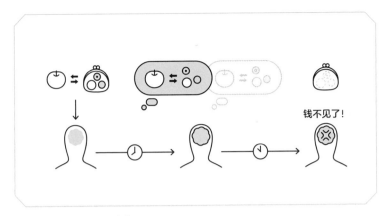

作为当事人，他说的都是实情

　　旁观者不由分说地指责当事人，**说当事人认为正确的那些事情是谎言，是错误。如果你是当事人，你会怎么想？**大家换位思考一下，应该会明白当事人为什么突然变得情绪化了吧。

　　一些症状可能是受到失智症影响的结果，比如难以抑制情绪、口不择言、行事冲动。然而，失智症并不是唯一的原因，大多还因为当事人在人际关系方面出现了问题。

　　此外，当事人在直面那些前后矛盾的事情时，**在多数情况下会编造一个能说服自己的理由。**

　　比如他们会认为：钱包里该有的钱不见了→我不记得自己最近花了钱→钱只可能是被别人偷了。如果当事人表达了这样的想法，旁观者就应明白，当事人绝不是在撒谎，也不是在无缘无故地发火。

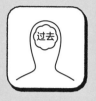

身心功能障碍 06

误以为已经过去的经历或者事情是现在进行时

检查 | 该障碍可能导致的生活困难

✓ 长时间、反复地说一些不相关的话

谈话的时候，我会跳到不相关的话题。我自认为说的都是相关的话，但是周围的人表示："我搞不懂你这番话的来龙去脉。"

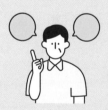

✓ 漫无目的地走来走去，或者想去退休前所在的公司

我明明多年前就已经退休了，但是现在仍然认为自己还在职。每天早上一到上班时间我就会出门，而且走着走着就会忘记自己为什么要出门。

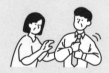

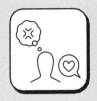

身心功能障碍 07

对听到的话语和信息持否定的观点

☑ 认为自己被排挤了，感受到来自他人的疏远感

如果家人不带我一起购物，我就会觉得自己被他们排挤了。就算之后他们解释说："我们是去给你买生日礼物了。"我也只会认为他们在说谎，就是嫌我碍事。

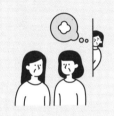

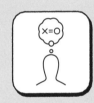

身心功能障碍 08

认定错误或者不实的事情是正确和真实的

☑ 认定钱被偷走了

明明是自己花了钱，但是我就算查看存折上的记录也没有印象，还是会认定有人偷了我的钱。如果找不到自己的钱包，我也会认为是被谁偷了，有时还会怀疑是身边亲近的人。

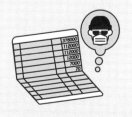

☑ 认定另一个地方才是自己的家

我明明在自己家，却认为这里是"别人家"，然后起身离开并试图回自己家。就算正和家人聊着天也会突然想要回家，或者认定家人是外人。

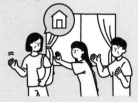

☑ 认定家人或者朋友是完全不同的另一个人

我会认为自己的儿子是个完全陌生的男人，或者认定自己的好朋友是老公那边的熟人。即使对方跟我说了我们共同经历过的事，我也不觉得这是曾发生在我身上的事，更想不起我们之间的关系。

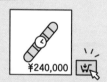

☑ 认为不需要的东西是必需的，并且挥金如土

对于电视购物或者别人推荐的物品，我会认为这个东西既然有人推荐那么我一定也需要。所以哪怕价格高昂，我也会毫不犹豫地购买。在付款时，我完全不会担心价格问题。

¥240,000

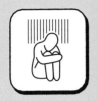

身心功能障碍 09

变得
抑郁、不安、易怒

检查 | 该障碍可能导致的生活困难

认定有人要加害自己

我认定儿媳妇或者邻居会来欺负我，觉得他们在说我坏话，或者在避开我。虽然他们从来没对我做过那样的事，但是我会不由地那样想。

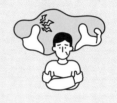

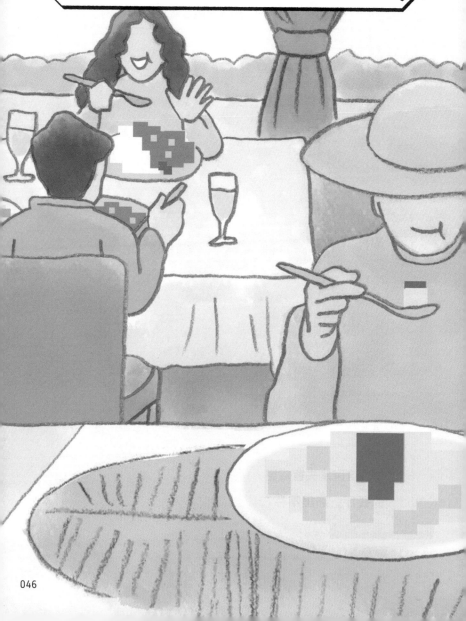

故事 4

创作餐厅哇哦亭
CREATIVE DINING YABAITEI

在没有语言和符号的世界，你该如何活下去？

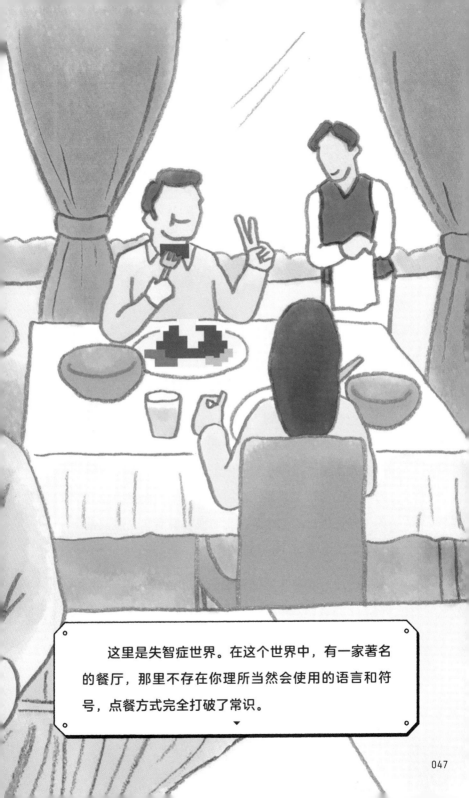

这里是失智症世界。在这个世界中，有一家著名的餐厅，那里不存在你理所当然会使用的语言和符号，点餐方式完全打破了常识。

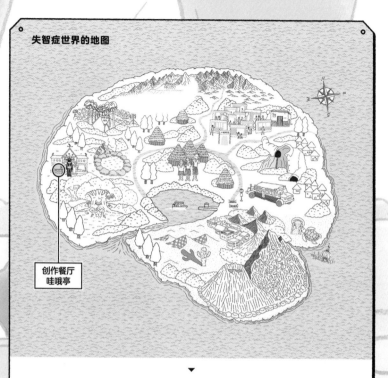

失智症世界的地图

创作餐厅
哇哦亭

这是一家"知道的人才知道"的隐藏名店。在这家餐厅里，不存在用来表示菜名的语言，因此大家点餐的时候都是说："这个！那个！"而且，人们无法描述端出来的饭菜，比如很难说清楚这道菜是日本菜、中国菜，还是法国菜。

另外，形容味道的话也只有"哇哦"这一句。不管吃的是什么料理，大家都笑容满面，异口同声地说着："哇哦！"我也试着去那里吃了一顿饭，脑子里除了"哇哦"之外完全想不到其他词汇。这真是一种非笔墨言辞所能形容的体验。

语言和符号消失之后，生活竟然如此不便！

我们用语言和符号命名、形容所有的事物，并与他人共用这种语言符号，进行交流。

例如，对刚刚开始学说话的幼儿来说，汽车的称呼是"嘟嘟"；但是随着年龄的增长，这个称呼会变成"车""汽车"。再后来，人们为不同的车添加了不同的符号，并进行分类：根据用途的不同，汽车可以被分为私家车、消防车，等等；根据燃料来源的不同，分为电动汽车、汽油汽车……

与明晰的分类标准不同，语言实际上是很模糊的。

继续拿车来说，车的英文是"car"，中文是"汽车"，而日文中的"汽車"是"火车"的意思。

去国外旅游的时候，我们会在语言方面遇到很多困难，比如某些词语在另一种语言中的含义不同（就像"汽车"这个词），或者在当地的语言中没有词汇可以用来表达自己想要传达的意思。

这样的情况发生在当事人的日常生活中会怎样呢？

我最近经常经历一些事，这些事使我深深怀疑自己从小到大培养出来的语言能力。

有一天，用了十几年的电饭锅坏了，我决定换一个新的。因为我有点儿"电器白痴"，所以选择了用法最简单的一款。

回到家之后，为了快点儿准备晚饭，我匆匆地淘好米，然后把它放进电饭锅里。意外就发生在这个时候。"咦？"我搞不清楚该按电饭锅上 3 个按键中的哪一个了。

眼前确实有一个写着"煮饭"的按键，但是我怎么也无法很好地在脑子里将**"煮饭＝把米煮熟"联系起来**（P.056）。

大概是我用惯了以前的那个电饭锅：我的手记住了那个锅的按键位置，每一次按下按键都是无意识的动作，我不需要思考该按哪个。

此外，有时在超市找不到蛋黄酱也会让我很困扰。虽然超市里的调味料、乳制品等商品都是按货架分类摆放的，但是因为我的**脑子里跳不出"蛋黄酱属于调味料"这个信息，所以我怎么也想不到它会放在调味料的货架上**（P.056）。

像这样无法将词汇和具体事物联系起来的事

> 苹果 ≠ 🍎
>
> **无法想起抽象的语言、概念、符号所表示的含义**

情，我遇到过的还不止这些。

我曾经收到过一条由学生时代的朋友发来的同学会邀请短信，上面写着"我们在新桥车站见"。**我心想：新桥是什么地方来着（P.058）?** 形形色色的画面在我脑海里盘旋：它是一条学生很多的街道吗？还是一片时尚街区？又或者是一个安静的住宅区？我怀揣着各种各样的想象来到了新桥，发现它与我想象中的样子完全不一样。

无法想起
固有名词的
含义

实际上，类似的事情在我身上时不时就会发生。好吧，其实我觉得挺开心的！因为每一次都像初次，我可以一次又一次地满怀期待、收获惊喜。

为什么无法在写有"调味料"的货架上找到蛋黄酱

调味料有许多种，比如砂糖、盐、胡椒粉。我们在脑海中对它们进行分类，并为它们"贴上""调味料"这一标签。但是，该标签的含义是因人而异或者因情况而异的。我们在生活中经常根据各种各样的体验，来对标签的含义进行更新。

最初的时候，我们根据"调味料"这个词差不多只能联想到砂糖、盐、胡椒粉，但是随着饮食经验的增加，我们就会扩展这个词的含义，想到酱油、米酒、甜料酒等无数种调味料。

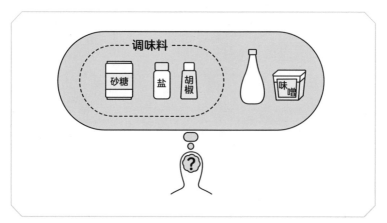

不稳定的分类

另外，我们也会将钥匙、存折、签名印章、护照等东西归类于贵重物品，将内裤、打底衣、胸罩等归类于内衣。就像这样，分类的数量不断增加，并且变得越来越复杂。

但是，由于出现认知功能障碍，**当事人可能不确定某些具体的词汇、概念与某个分类的关联**。他就算可以理解**"调味料 = 能调节味道的东西"，也不会认为调味料包含蛋黄酱，无法想起"蛋黄酱→调味料"**。

在同学聚会和朋友聊天的时候，**我无法顺畅地说出一些具体的词（P.059）**，说出口的尽是一些**"这个""那个"之类的指代词**，比如"我最近去了'这个'地方""我想点一份学生时代经常吃的'那个'"。

无法想起
日常惯用的
词汇、汉字、符号

而且，就算听着朋友聊工作话题，我也很难听明白他们在讲什么，不知道是不是因为那些话太难懂了。我拼命地想听懂，**在脑子里给那些话排序**：因为那个是这样，所以这个变成那样……**但是我还是完全搞不懂那些话的内容（P.060）**。我也有很多话想和朋友说，**但是总觉得说出来会词不达意（P.061）**……

无法理解语法、
含有多个单词的
词组

无法用语言
表达自己的想法
（意思、思想）

有一次，因为我总是重复一些模棱两可的回答，到最后朋友甚至笑着问我："你是不是喝醉了？"我虽然顺着他的话说道："或许是喝醉了吧。"但是那天晚上，我睡觉时都在翻来覆去地思考着那些话的内容。

最近，我和家人说话的时候也是这样，经常无法将心中所想用一句话概括出来，还总是下意识地拿他们撒气，质问他们："你们为什么就是听不懂我说的话呢？"

我说出口的那些话明明都是在脑袋里深思熟虑过的，**但是它们听上去似乎还是前言不搭后语（P.061）**。

对了，我最近也经常不理解汉字的意思。比如，我无论怎么看"时"这个字，**都会把它拆成"日"和"寸"（P.056）**，然后思考"日寸"是什么。正确地读"时"这个字对我来说很难。又比如，**我看到"暗算"这个词，会把它看成"日音算"（P.056）**，甚至还会想"这可真是个罕见的词呢"。

之后，当有人告诉我"这个是'暗算'哟"的时候，我才觉得看错汉字这件事很不可思议，想着：咦，我为什么会看错呢？但是在看的时候，我脑海里完全没有出现过"暗算"这个组合。

> 我
> …
> **无法用语言
> 表达自己的想法
> （意思、思想）**

> 苹果 ≠ 🍎
> **无法想起抽象的
> 语言、概念、符号
> 所表示的含义**

为什么无法用语言
描述想法

首先，记忆障碍是原因之一。换句话说，就是**当事人想不起自己想说的内容**。

"当被问及'哪部电影让你印象深刻'的时候，我的脑海里浮现出了一个很模糊的图像。但是无论是电影的名字还是演员的名字，我都想不起来。我觉得好像是跟面前这位正和我聊天的朋友一起去看的电影，却想不起我们是什么时候、在哪里看的。刚开始我还努力将自己想到的告诉对方，说：'就是那个演员出演的那部电影……那个时候，我们一起去那里看的……对吧？'后来因为说不清楚，我就放弃解释了。"

其次，想不起单词可能也是原因之一。比如，当事人即使想吃苹果，在脑子里也想不起"苹果"这个单词。

当事人在回想专有名词（如人名和地名）、数字、抽象词、类别名词（如"调味料"和"内衣"）和英语单词的含义时，往往特别困难。

最后一个原因就是当事人**难以将心中所想连成一段话**。

我们将多个词语组合起来并连成句子，比如"我（主语）+ 吃（谓语）+ 苹果（宾语）"，然后创作出一系列这样的句子并连成一段话，以此向别人传达自己的想法。

但是，想起多个词语并将它们按照合理的顺序进行排序，是一种极其复杂的认知行为。因此，只要我们出现认知功能障碍，理解文字就会变得倍感艰难。

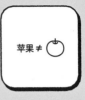

身心功能障碍 10

无法想起抽象的语言、概念、符号所表示的含义

检查 | 该障碍可能导致的生活困难

✓ 看不懂指针式钟表的时间

在看指针式钟表时，如果不向别人确认清楚"长针指示分钟""短针指示小时"，或者没有努力集中注意力，我就无法看懂时间。我在集中注意力辨认时间的时候，会感到非常累。

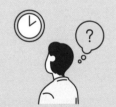

✓ 无法从贴有"内衣"标签的抽屉中取出内裤

虽然每一个抽屉上都贴着"内衣""袜子""T恤"等标签，但是我仍然不知道内裤放在这三个抽屉中的哪一个里面。我必须拉开所有抽屉并确认清楚里面放的什么，才能找到内裤在哪儿。

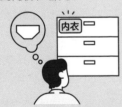

✓ 不知道如何操作 ATM 机

在面对"存款""取款""转账"等按键时，我不知道按哪个才能把钱取出来。我也不知道操作顺序，只好一遍又一遍地重按。就算我去人工柜台，工作人员也会推荐我用"更快捷"的 ATM 机。对此我感到十分为难。

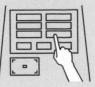

✔ 找不到想找的东西

在商店里找食用盐的时候，就算货架上贴有"调味料""干货食品""粉类"等标签，我也不知道盐在哪里，于是四处寻找。当标签上的词和它包含的商品在不同商店里不一样时，我的大脑就会一片混乱。

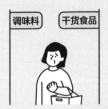

✔ 不知道该乘坐哪部电梯

尽管电梯上标有"1·13层（直达）""1—7层（每层经停）"等字样，我也不知道去6楼应该乘坐哪部电梯。要是上错电梯、进错楼层的话，我就不知道自己在哪里了。

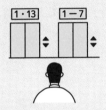

✔ 找不到联系人、群组

通讯录联系人即使已经被分到"家人""朋友"等小组里，我也难以在想要给某人发消息的时候，将这个人的姓名从通讯录中找出来。使用 LINE（一种聊天软件）的时候，即使看着群名称，我也不知道哪些人在哪个群里。

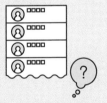

✔ 无法用整体的视角阅读汉字

我难以将看到的内容作为一个汉字或者一个词语来阅读。比如我会把"时"这个汉字拆分成片假名的"日"和"寸"，会把"暗算"这个词拆分成"日""音""算"三个字。

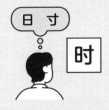

☑ 无法找到想找的文件

就算是看着电脑上用项目名称或者客户名称来命名的文件夹，我也不知道哪个文件夹里存了哪些数据，无法找到想找的文件。

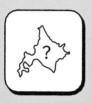

身心功能障碍 11

无法想起固有名词的含义

检查 | 该障碍可能导致的生活困难

☑ 无法将地名和过去的记忆联系起来

就算听到一个我知道的地名，我也想不起关于那个地方的具体记忆，比如它在哪里、是个什么样的地方、我曾在那里做过什么。哪怕我再去一次，也感觉是初次到访。

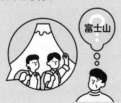

☑ 记不住、想不起或混淆别人的名字

我难以记住新朋友的名字。就算是认识多年的老朋友的名字我有时也会想不起来——不过，我有时也会在聊到过去的时候想起来。此外，我还会混淆名字和与它对应的人。

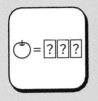

身心功能障碍 12

无法想起日常惯用的词汇、汉字、符号

检查 | 该障碍可能导致的生活困难

☑ 语言表达困难，谈话停滞不前

我想不起"公交车""酸奶""叉子"等日常使用的词语，经常语塞。虽然脑海里可以浮现出一个图像，但是我怎么都想不起那个词叫什么，只好说"就是那个，我每天早上都要乘坐的那个"。

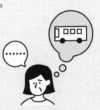

☑ 写不出惯用、常见的汉字

我想不起汉字，就算是看着范本照着写，也总觉得像在画图形。哪怕面前有正确的汉字，我也无法将它和自己脑海中关于该汉字的记忆联系起来，不知道该怎么写。

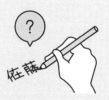

身心功能障碍 13

无法理解语法、含有多个词的词组

✓ 无法理解谈话的内容

即使我认真热情地听着对方说话，也只有零碎的词语进到耳朵里。我无法把它们作为一段完整的话去理解，就算全部听完，谈话内容也完全无法进入我的大脑。

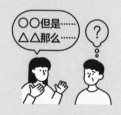

✓ 就算听了说明，也无法理解工作或者官方手续

即使社保局的工作人员按顺序向我说明了怎么扣除养老金和医疗费用以及必要的手续，但是我还是理解不了，无法进行事前准备和手续办理。

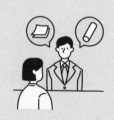

✓ 无法理解报纸的内容

虽然我可以阅读文章，但是读完之后一点儿内容都不会被留在脑子里。我难以在大脑里整理和理解阅读的内容，只是在单纯地顺着读那些文字和词语而已。

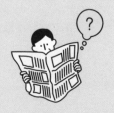

身心功能障碍 14

无法用语言表达自己的想法（意思、思想）

检查 | 该障碍可能导致的生活困难

☑ 难以遣词造句写文章

即使大脑里浮现出"我想写这样的东西"的想法，我也难以将其归纳成一句话并写出来。有时，我的脑海里浮现不出想要表达的词语，而且我难以将几个词语串联成一句话。

☑ 即使有所准备，也会忘记说话内容，大脑变得一片空白

当我在工作中做演讲的时候，明明已经想好了要说什么、找好了资料、做好了十足的准备，但是一到正式开讲的时候，我的大脑会一片空白，不知道该说什么。

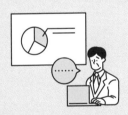

无脸族之村
VILLAGE WITHOUT FACE

不能看脸认人的话，人与人之间如何建立联系？

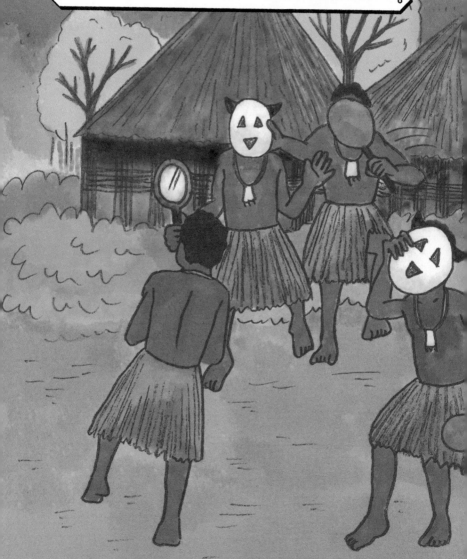

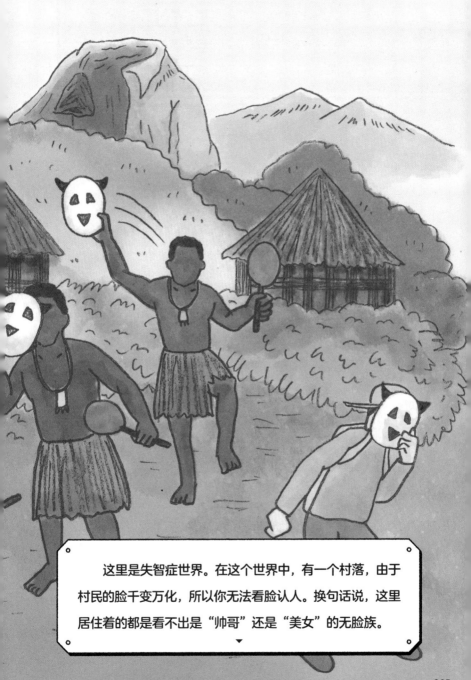

这里是失智症世界。在这个世界中，有一个村落，由于村民的脸千变万化，所以你无法看脸认人。换句话说，这里居住着的都是看不出是"帅哥"还是"美女"的无脸族。

▼

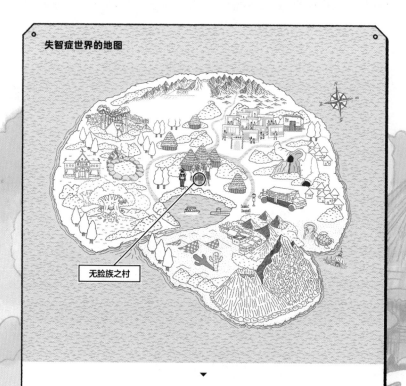

失智症世界的地图

无脸族之村

　　这是一座位于岛屿中心的村落。你只要踏进去一步，就会被吓一大跳！村民们的面孔忽隐忽现，而且每一次出现的脸都不一样。他们就像戴上了会变换的形形色色的面具，其中还有位村民看上去和我认识的一个人长得一模一样。

　　有时所有人看起来都是同一张脸，有时同一个人会时不时变换出不同的脸。换句话说，在这个地方，脸并不是辨别"谁是谁"的决定性特征……可以说，村民们是通过声音、身体特征和相处氛围，尤其是通过他们对这个人的记忆，与对方建立起联系的。

看脸认人
真的非常难

　　我们应该都有过这样的经历：感觉这个人好像在哪里见过，但是有点儿拿不准，不知道他是谁，也想不起他的名字。我们在闲聊的时候，也会聊到一些关于某个人是否擅长记住人名和长相的话题。

　　正确地看脸认人看似容易，实则是一种需要整合大量信息的高难度认知能力。

旅行者之声

　　我正在公司工作时，接到了通知，说我负责的客户已经来了，于是我去了接待室。但是我环顾四周，**完全不知道哪一位是我面熟的客户（P.071）**。

　　我请接待室的工作人员告诉我客户是哪位，然后自己进行了接待。即便如此，我也一直感觉怪怪的，心想：他是长这样的吗？而且我总觉得，每一次当我低头看了一会儿手上的资料，再抬头看向客户的时候，**他的脸都会变得不一样（P.071）**。

**无法正确地
看脸认人**

还有，在某一天上班的途中，一个陌生的男子从后面走过来跟我打招呼。我心想：他真是友好呢。就算不认识他我也暂且先微笑着回应了他。后来，一位同事对我说的话让我惊讶万分，他说："今天早上你和社长看起来聊得很开心呢。"

虽然从那位陌生男子和我的聊天内容中，我能猜到他大概跟我是一家公司的，**但是从来没想过他竟然是社长（P.071）**。好在同事说"看起来聊得很开心"，这让我松了一口气。我那时应该没说什么失礼的话。

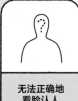

无法正确地
看脸认人

从那之后，当我在工作中要找人却无法看脸认人的时候，就会立即询问旁边的同事。

我放弃使用自己大脑的"记忆装置"去记忆、想起人脸，下定决心每一次认不出人脸时都要询问他人。这种感觉就近似于，当手机由于存储空间满了而无法再保存照片的时候，自己可以把照片联网保存在网盘上那样。

起初，我对无法记住人脸这件事感到很焦急，但是当我稍微改变一下想法，并转而试着依赖周围的朋友和家人之后，我发现大家都会爽快地告诉我那是谁。因此，我也不再抗拒询问他人了。并且，我明白了以前那些靠自己苦苦挣扎都无法顺利解决的事，其实都是能轻松解决的。

我即使无法在对方打招呼时通过看脸认出他是谁，有时也能在交谈时，从谈话内容中逐渐想起自己和这个人的关系。此外，我还会向初次见面的人事先解释："我想我下次看到你的时候可能不认识你，但是请你随意地过来招呼我。"

最近，不只是公司的同事，我连长期生活在一起的家人，以及多年的老友长什么样都想不起来了。虽然说这真的是一件令人感到悲哀的事，但是令我没想到的是，我们共同拥有的回忆并没有褪色。

与认不出亲友相反，我走在街上时，**会将路人看成是自己认识的人（P.071）**，会友好地上前打招呼，结果发现对方完全是陌生人。有时，对方还会一脸奇怪地看着我，大概误以为我在搭讪吧。

有一段时间，我也曾想过一些办法让自己至少不要忘记那些重要之人，比如正在对接的客户、经常见面的朋友以及家人的相貌，于是我原创了一份带有姓名的脸部照片名册，并一直盯着看。但是我发现自己难以将照片上看到的脸和眼前之人的脸联系起来，最后只有作罢。对我而言，同一张脸在二维的照片上（平面）和三维的现实（立体）中，似乎略有不同。

除此以外，因为**即使看电视剧也无法分辨演员**

的脸（P.071），所以我已经放弃看电视剧了。但是，前段时间我发现了一件有趣的事——如果看的是动画片，我就可以正确地分辨出 2 个看起来很相似的女性角色。所谓的看脸认人，还真的是一种很特殊的能力呢。

为什么不知道熟悉的客户长什么样

本章在一开始便说过"正确地看脸认人，是一种高难度认知能力"。"看脸认人"这一单纯的行为究竟困难在哪里呢？

首先，我们在生活中捕捉人脸信息时，看到的人脸并不是像动画角色那样的二维画面。

我们在现实世界中看到的人脸是有起伏的，比如内凹的眼窝和外凸的鼻子。也就是说，现实中眼睛捕捉的是三维信息。由于视角的方向和看到的阴影的不同，即使是同一张脸，看上去也会有差异。这就是为什么说**在现实世界中看脸认人是一种比辨认动画片角色或者看照片认人难度更高的行为**。

上面故事中提到的"即使我制作了带姓名的脸部照片

名册也没有用"，就是因为当事人在现实中看到的三维人脸和照片中的二维人脸不一致。

另外，**难以整合多条信息也是原因之一**。抛开是否患有失智症不谈，我们究竟是如何看脸认人的呢？

事实上，有研究表明，**我们并不是通过区分五官形状上的细微差别来识别人脸的，而是通过判断五官的位置关系来识别人脸的。**

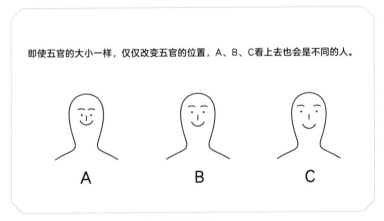

即使五官的大小一样，仅仅改变五官的位置，A、B、C看上去也会是不同的人。

改变五官的位置关系，就会改变我们对人脸的印象

在看综艺节目的猜题游戏中，我们应该都看到过这样的问题——"通过看艺人脸部照片的一部分，猜猜这位艺人是谁"。只看眼睛部分的话，不管眼睛多么有特色，答题者们也很难答对。但是一旦看了眼睛和鼻子的位置，答对的人就会增加，这就是一个从五官位置关系来看脸认人的典型例子。

但是，对当事人而言，他无法判断五官的位置关系，就算可以识别眼、鼻、口等一个一个的五官，他也难以对

五官进行整合并将其整体判断为是一张脸。

那么，为什么会出现如上文故事中提到的"即使我无法看脸认出这个人是谁，但是在交谈时，也会从谈话内容中逐渐想起自己和这个人的关系"情况呢？

有人利用同学聚会做了一个有趣的实验[1]。

研究人员为出席了毕业 25 周年同学聚会的成员拍摄了脸部照片，并让缺席聚会的人来指认这些照片是谁。尽管经过了 25 年的岁月，人的相貌发生了变化，但是缺席的人还是能够以相当高的正确率指认出照片中的人脸是记忆里哪位同学现在的脸。

之后，研究人员将缺席聚会的人换为与这场同学聚会完全无关的人，向他们展示同学聚会当天的照片和 25 年前的学生时代的照片。结果这组人能将两种照片的人对上号的正确率很低。

也就是说，**人们不单通过识别对方的相貌、身姿或者体形，还通过提取并整合记忆中的信息来判断眼前的人是谁**。即使 25 年前的相貌和现在的相貌在照片上看上去差别很大，比起完全无关的人，那些实际见过面、说过话、共度过同一时光的老同学们，更有可能在大脑里想起各种回忆，并作出正确判断。

---

[1] ［日］山口真美．人脸模式识别的特殊性及其成立过程．映像信息媒体学杂志[J].2004,58(12):1747-1752.

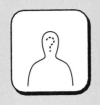

身心功能障碍 15

无法正确地
看脸认人

☑ 陌生的路人看起来像认识的人

走在街上时，有时周围的所有人看起来都像是我认识的人。我以为我们认识然后上前打招呼，结果对方完全是陌生人，有的人还会一脸奇怪地看着我。

☑ 不知道家人或者好朋友的相貌

我不知道家人或者多年老友的相貌。我就算将他们的名字或者脸部照片剪贴在备忘本上，并与真人反复比对，也还是难以对上号。

☑ 搞不清楚电视剧中出场人物的相貌

我无法分辨电视剧中出场人物的相貌，并且无法理解他们在说什么。一旦场景切换，我就不知道这是不是同一个人了。但是，我可以分辨出动漫角色的相貌。

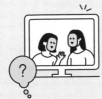

☑ 搞不清楚客户的相貌

我会忘记客户的相貌。对于新认识的人，我也很难记住对方的相貌。就算备注"戴眼镜""留胡须"等特征，或者和照片进行比较，我也觉得眼前之人的相貌与文字表述、照片不一致。

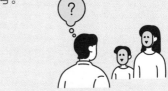

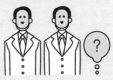

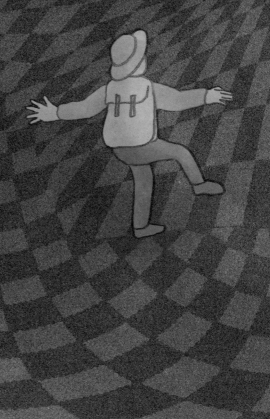

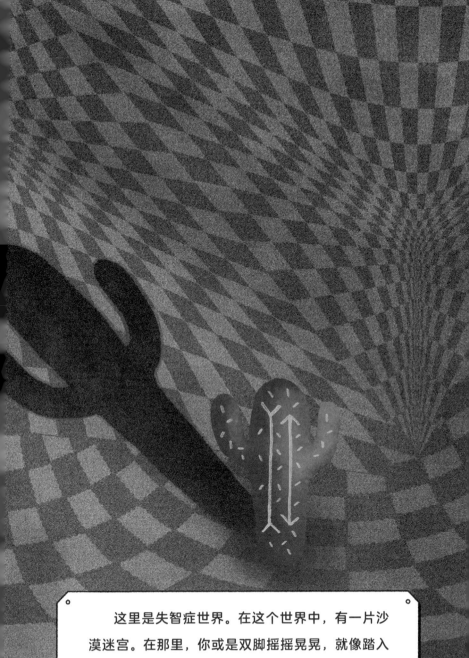

这里是失智症世界。在这个世界中，有一片沙漠迷宫。在那里，你或是双脚摇摇晃晃，就像踏入海市蜃楼一样，或是被一棵突然出现的，颜色和形状都变幻莫测的巨大仙人掌挡住去路。

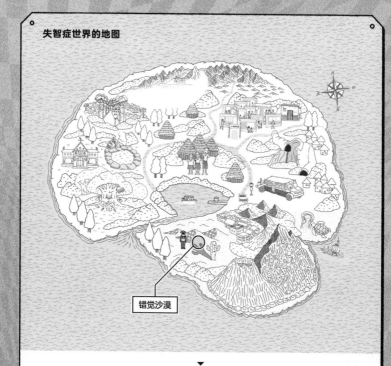

失智症世界的地图

错觉沙漠

迄今为止，有许多冒险家曾试图穿越这片沙漠，但是遇难者不计其数……

在这片沙漠中，你越是往深处走，就越会看见意想不到的景色：仿佛要把人吸进去的漆黑深谷，以及浮现在灼热荒野上的大片水洼……在这片不应该有川流和雨水的土地上，为什么会有水洼？不可思议的是，地理学家无论如何调查，都无法解开这个谜团。所有来这里旅行的人，都会陷入"不知道接下来会发生什么"的恐惧中，从而全身僵硬、挪不动脚。

日常生活
变为错觉艺术

你走在车站或者商业场所中时，是否遇到过这样的地面：铺有几何图案的地砖，时不时会让人觉得地面不平。

像这种即使眼睛和耳朵的功能都正常，也觉得所见所闻和实际不符的现象，被称为错觉。

例如，我们驾车在山路上行驶时，有时会觉得车身偏离了自己预想的轨道，然后感到很慌张。这种现象就是由错觉造成的，因为左转弯时左侧车道看起来更宽，右转弯时右侧车道看起来更宽。这就导致了我们开车时会自然而然地靠近看起来更宽的弯道内侧，结果下一个反转的弯道就会变得比想象中大，以致让人感到非常慌张。

是的，我们眼前的世界和我们感知到的世界，原本就不一样。

旅行者之声

这也是错觉吗？

最近发生了一件事——我搞不清楚所见之物的大小了。它发生在我乘坐电车的时候。

当我到达目的地想要下车的时候，**我感觉电车和站台之间的间隙变得极其宽（P.081），像一条巨大的间隙（P.132），这条间隙仿佛一直延伸到很深很深的谷底**。

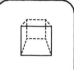

无法正确识别形状和大小

无法识别物体及空间的深度

明明这里有一条如此恐怖的间隙，但是周围的人像看不到一样，都在轻松顺畅地下车。

我感到很害怕，不知道该怎么办。但是车门马上就要关闭了，我只好"哎"的一声跳下了车。心脏狂跳不止。

事后想来，那个看起来像深谷一样的漆黑空间，不过只是电车与站台之间的正常间隙罢了……对于这种间隙，我明明从来都是稍微注意一下就能跨过去的，但是不知道为什么，那天我感觉这条间隙变得如此之大。

可能是因为当我试图小心谨慎地下车时，会在间隙上过度集中注意力，所以我越来越在意间隙的宽度了。

我看到的景象实在是令人感到不可思议，渐渐地，我也掌握了一些上下车的诀窍：在心中喊出一声"嘿！"的口号，同时踩着这个口号声下车。

"这样也行？"你或许会惊讶，但是这方法确实很有效哟。当我踩着"嘿！"的口号声下车时，身体动作就会格外流畅。

　　我也没想到这种窍门竟然有效。我心想：要是能用这样的办法攻克更多各式各样的视错觉问题就好了。

为什么电车和站台间小小的间隙看起来像深谷一样

　　大脑从投映在眼睛中的二维视图里读取与距离和深度有关的信息（比如物体的大小、阴影的投影方式、物体的运动），然后基于这些信息，在脑海中创建三维世界，并识别看到的是什么。

　　例如，"从我的位置来看，它看起来很大，所以它离我很近""从我的位置来看，它看起来很小，所以它离我很远"。

　　电车和站台间的间隙之所以看起来像深谷，可能是大脑在将传入眼中的二维信息转换为三维信息时，出现了某种故障。因为难以正确识别眼前实际的距离和深度，所以当事人才觉得间隙看起来像是一条巨大的深谷吧。

下车后我走了一段路，来到了一条商业街。然而，这条商业街也有什么地方不太对劲。

　　我在走动的时候觉得人行道摇摇晃晃的（P.081）。我战战兢兢地走着，已经处于不知道什么时候就会跌倒的地步了。但是，我在停下脚步仔细观察地面时发现，脚下其实只有一排排黑白相间的瓷砖而已。

〇 = ⬡

无法正确识别
形状和大小

　　我在室内也遇到了类似的事情。事情就发生在前些日子我在一家酒店住宿的时候。

　　那家酒店最近才完工，是一座非常漂亮的建筑，它的内部装修以白色为基调：地板是白色的、墙壁是白色的、门是白色的，所有的家具看起来也都是白色的。

　　我分不清哪里是地板，哪里是墙壁（P.082），好几次差点儿撞到墙上。当我进入厕所后，我发现纯白的单间里安装着纯白的马桶。**我连应该坐在哪里都不知道了（P.082）**。

▨ = ■

无法识别
细微的颜色差异

　　而且，这家酒店的入口是由锃亮的大理石铺成的。**我感觉它就像一片水洼（P.082）**，很害怕走在上面会滑倒。

我好不容易走到房门前，**又发现脚下有一个大大的陷阱（P.082）**! 我害怕极了。朋友问我："你怎么了？这个门垫有什么问题吗？"我感觉大脑越来越混乱，回答说："咦？这个是垫子吗？可是无论我怎么看它，它都是一个洞啊……"

为什么门垫
看起来像陷阱

人们在做出某种行动时，会经历以下过程：

① 用眼睛或者手等器官"感知"外界的信息；
② 识别该信息是什么，并基于过去的记忆、知识或者经验进行"判断"；
③ 跟随判断做出"行动"。[①]

通过一次又一次地重复这个"感知→判断→行动"的过程，大脑不断地积累经验、知识。然后，随着信息的积累，人们就能逐渐过上更加自如的日常生活。

---

① ［日］池田文人 . 视觉信息的处理和利用 . 信息处理 [J].2009,1(50):29-36.

如果在该过程中，步骤①和步骤②的其中一个或两个出现问题，就可能导致我们在日常生活中遇到各种困难。

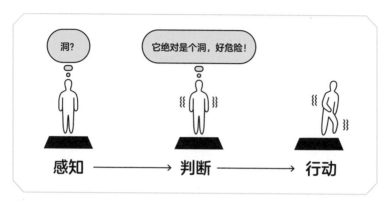

感知、判断错误是如何发生的？

上文故事里的"就算告诉我它是门垫，我也觉得它看起来像一个洞"，就是在感知过程（步骤①）中，大脑出现了"门垫看起来像洞"的视觉信息处理障碍。**因为大脑无法将传入眼睛里的二维信息很好地转换为三维信息，所以当事人才会觉得门垫看起来像一个洞。**

不过，就算感知过程（步骤①）出现问题，只要大脑能在判断过程（步骤②）对信息进行正确判断，就没什么问题。很多人都会在一瞬间将门垫看成洞，即便如此，大家也能根据已有的生活经验和知识等做出正确判断，比如"门口不可能有洞"。

然而，对当事人来说，可能是因为他们所依赖的知识、经验等记忆正在变得模糊不清，所以他们不管怎么看都觉得门垫像一个洞。

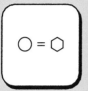

身心功能障碍 16

无法正确识别形状和大小

检查 ｜ 该障碍可能导致的生活困难

☑ **难以按尺寸的大小区分硬币**

如果不同面值的硬币颜色相同而大小不一，那么人们通常就会按尺寸大小来区分它们，但是我无法迅速区分它们的大小。就算全神贯注、盯着硬币仔细确认，我也仍然会搞错。

☑ **因为一点点的台阶或者间隙，就无法乘坐地铁或者公交车**

我觉得站台与车辆之间的间隙以及从公交车厢到地面的台阶非常恐怖，因而无法迈出脚。我感觉这段距离非常遥远，要做好跳过去的觉悟。

☑ **地板的花纹看上去凹凸不平**

如果地板的花纹太复杂，我就会觉得地面凹凸不平，感觉会摔倒。在我看来，黑色的垫子就像一个黑洞，走在垫子上很恐怖。

身心功能障碍 17

无法识别
细微的颜色差异

检查 | 该障碍可能导致的生活困难

☑ 无法区分地板、墙壁和门

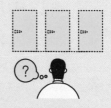

由于走廊的地板和墙壁是一样的颜色，所以我搞不清楚哪里是地板，哪里是墙壁。由于门和墙壁也是一样的颜色，因此我也不知道门在哪里，需要一个劲儿地敲着墙壁来判断门的位置。

☑ 无法顺利地把门打开

要是门和门把手的颜色相近，我就不知道应该抓握哪里。此外，由于开门的方式各种各样，比如推、拉、滑动，所以我不知道该朝哪个方向用力，无法顺利开门。

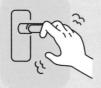

☑ 难以根据颜色的不同来区分硬币

由于 5 日元硬币和 50 日元硬币形状相同，所以大家都是根据颜色来区分它们的。但是我难以分清楚它们的不同，经常弄错。就算我全神贯注，仔细确认，也还是会弄错。

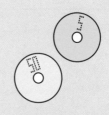

难以找到马桶的位置

　　如果地板和马桶都是白色的，我就感觉不到马桶的立体感，不知道该坐在哪里。要是不伸手摸一摸，确认一下位置的话，我就可能坐在地上。如果座圈和马桶也是一样的颜色，我就不知道座圈是盖下来的还是掀上去的。

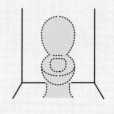

七变化温泉

SEVEN CHANGE HOT SPRING

热水黏糊，冷水刺骨……你的运气经得
起这样的考验吗？

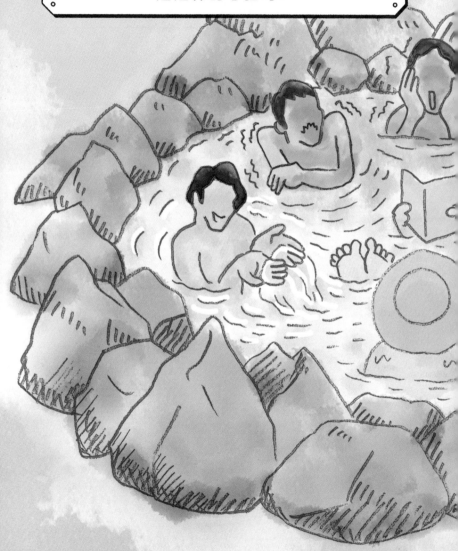

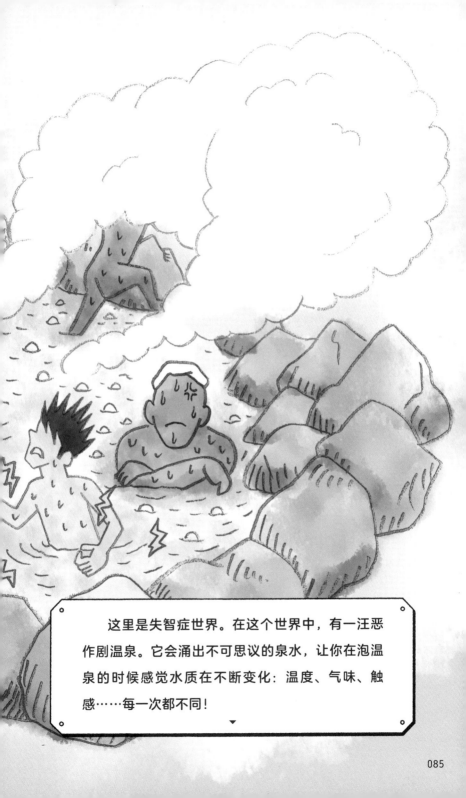

这里是失智症世界。在这个世界中，有一汪恶作剧温泉。它会涌出不可思议的泉水，让你在泡温泉的时候感觉水质在不断变化：温度、气味、触感……每一次都不同！

▼

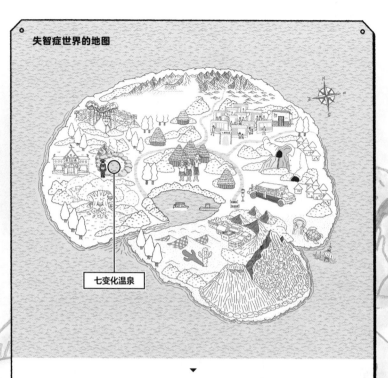

失智症世界的地图

七变化温泉

　　温泉在这个世界中也是旅游胜地。七变化温泉中的温泉水，时而滋润且温度适宜，让你身心轻松，时而有麻酥酥的汽水刺激感，令你神清气爽。你每一次来到这里，都能享受到千变万化的温泉水，一边体验多姿多彩的惊喜，一边治愈旅行的疲劳。

　　然而，有时温泉也会变得很烫，烫到你刚把脚趾伸进去就不禁跳起来。但是，真的是涌出来的温泉的水质在发生变化吗？

泡澡时
所有感官的多样性

热的、冷的、滋润的、刺激的……七变化温泉的水质真的在变化吗？答案是不。

事实上，发生变化的并不是水质，而是泡澡之人的身体感觉。

每个人都经常因为季节、时间段（早晨或者晚上）、心情和身体状态的不同，对周围的环境有不同的感觉和看法。

比如，你在情绪不高的早晨，看东西时会感觉思维迟钝、视野模糊；和亲近的人一起开心地吃饭时，你吃什么都觉得有滋有味；一旦你认为房间里有异味，就算是很轻微的气味也会让你在意，感觉这里闻起来越来越臭……

并且在大多数情况下，这种感觉只有你自己知道，难以传达给周围之人。

> **旅行者之声**
>
> 我有一个烦恼，那就是我周围的人无法理解我所感受到的感觉。这种感觉是关于泡澡的。
>
> 有一天，我在自己家里泡澡的时候发生了一件不

同寻常的事情：和往常一样，我将水温设置到了39摄氏度，并在浴缸里放好了水，我试图泡进去的时候，却感觉到了与以往不同的触感。

我感觉热水非常黏糊（P.095）。我明明没有添加入浴剂（一种为了舒缓身心而添加进泡澡水中的物质），却觉得好像有什么东西黏附在身体上一样，感觉非常不舒服。我无可奈何，只好尽快从浴缸中出来，然后用淋浴把身体冲洗了一遍。

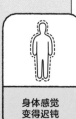

身体感觉
变得迟钝

我心想是不是清洗浴缸的时候没有把洗涤剂冲干净，并询问了在我之前泡澡的女儿，但是她一脸不可思议地回答我："我没有那种感觉呀。"

虽然第二天泡澡的时候我不再有那种感觉，但是在另外一天，我又感觉到了那种黏糊的触感。并且，在其他的日子里，我还时不时地感觉到**水温太热或者太冷（P.095）**。我心想：还真是奇了怪了。我以前很喜欢泡澡的，但是由于这样的事情接二连三地发生，我就有点儿懒得泡澡了。

最近，我决定根据自己的身体状态来改变泡澡时间和泡澡方式，看看改变之后我是否能像以前一样享受泡澡。多年以来，我都习惯在晚上泡澡，但是现在，我觉得完全没必要忍着不舒服的感觉和忽高忽低的水温泡澡。

我如果在晚上泡澡感到不舒服就会马上出来，改成在第二天早上再泡澡，或者不泡澡只淋浴。

为什么
讨厌且不愿泡澡

我们经常会听到照护者说，当事人讨厌泡澡。

不愿泡澡有时可能让人觉得是当事人抗拒被照护，但是这种现象实际上有各种各样的原因。

有些人是由于身体感官出现障碍，所以**感觉水温非常烫**，或者在进入浴缸后**觉得黏糊糊的，不舒服**。还有一些人可能是因为患有空间认知障碍或者身体功能障碍，所以在**穿脱衣服方面很困难**（P.122 "衣袖隧道"），并且不愿意接受这方面的帮助。**也有一些人是因为患有时间感知障碍**（P.110 "不知时宫殿"）或者**记忆提取障碍**（P.030 "阿努吉泰新街"），他们觉得 "我刚刚才泡了澡"。

像这样，即使只在泡澡这一个场景中，每位当事人都有不同的身心功能障碍，这些障碍会产生各种困难。此外，难以被周围人理解也是当事人生活困难的原因之一。

身体感觉的变化，不仅仅发生在泡澡的时候。

我曾经的兴趣之一，就是在休息日的早晨，慢慢地冲泡一杯咖啡，并让咖啡的香气包裹着我，但是现在我闻不到咖啡的气味了。

以前，我也很热衷于尝试新的咖啡豆，会品尝并比较各种咖啡豆。但是最近，**我喝咖啡尝不出任何味道（P.096）**。

另外，我在做早餐时，烤面包片也经常烤失败。

味觉和嗅觉
变得
迟钝、失灵

以前早上醒来后，我会睡眼惺忪地将面包片放进烤面包机里，然后去洗脸、换衣服。闻到烤面包的香味时，我就会意识到"哦，面包差不多烤好了吧"。

但是现在，我由于难以闻到气味，所以无法用嗅觉去判断烤制程度。**就算烤焦了我也闻不到（P.096）**——除非看到面包机冒烟，否则我完全注意不到它。

另外，在炖煮东西的时候，我虽然会试尝，但是菜的味道仍然很糟糕。比如我会认为**"味道还没有煮进去"（P.096）**，然后不知不觉煮得太久，或者是酱油、甜料酒加得太多，结果最后的味道变得很奇怪。

为什么
味觉和嗅觉会变得模糊

第一，人们通过舌头和鼻子感知味道和气味，并将这种信息传递到大脑，以此做出"甜""酸""好闻"等判断。

当这些感觉器官出现障碍时，我们对味道和气味的感知就会变迟钝，又或者变敏感。有时，**由于这些感觉器官的错误操作，我们可能感受到一些异常的味道或者气味**。

第二，**味觉和嗅觉，与记忆是息息相关的**。喝到温热的味噌汤时，脑海中会浮现家人的脸庞；感受到潮湿的气味时，脑海中会涌现有关海水浴的记忆……这样的经历我们应该都有过。

味觉、嗅觉与记忆之间的回路如果出现问题，也可能让我们难以再重现自己心中关于"美味"记忆的味道了。

旅行者之声

这是在某个夏日里，我和朋友在咖啡馆用餐时发生的事情。

我们一进店，我就感觉店内寒气逼人，于是急忙从背包里拿出一件开衫毛衣穿在身上。我对朋友说："**这家店的冷气也太强了吧（P.097）**。"朋友擦着额头上的汗回答我："是吗？对我来说很热啊。"

无法调节
体温和汗液

像这样的事情在我身上经常发生，有时是当别人都在喊"热"的时候只有我"冷"得发抖；有时则相反，**明明周围人都在喊"冷"，只有我"热"得冒汗（P.097）**。

因此，我现在出门时都会在背包里常备一件外衣或者披肩，不管冷了还是热了，都可以立即穿上或者脱下。

对了，我之前和朋友打网球的时候有点儿中暑。

我虽然有好好地随身携带水杯，但是**没有"想喝水"或者"喉咙好干"之类的感觉（P.095）**，所以不知不觉中就忘了喝水，并在没有补充水分的情况下顶着烈日持续地做着运动。之后我就感到眼前一阵眩晕，第一次意识到自己脱水了。

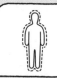

身体感觉
变得迟钝

朋友们非常关心我。当我说了"我最近感觉不到口渴"之后，在接下来的运动中，朋友们都会积极地提醒我，对我说"你差不多该休息休息，喝喝水了"。

当我理解自身的感觉方式在发生变化之后，我每一次都能灵活应对。而且当我把自己的情况告诉周围的人之后，他们也会不经意地关照我，所以生活变得更加轻松，困难事也就大大减少了。

但是当我外出离家，**刚一上车就突然想上厕所的时候（P.095）**，多少会感到为难。

因为才刚出门几分钟，所以家人会质问我："为什么你刚才不事先去趟厕所呢？"但是我几分钟前就是完全没有尿意呀。

为什么上厕所
会遇到困难

没有及时上厕所，可能也是由当事人身体感觉变迟钝引起的。

人的内脏都会产生内脏感觉，比如饥饿感、口渴、尿意，只是我们通常不会在意。当这些感觉不能顺利传输给大脑时，我们就无法感受到"或许我差不多该去上厕所了"这样的身体细微变化，以致会突然有尿意。同样，"因为忘记补充水分而中暑"也是这个原因。

另外，当事人上厕所遇到困难还可能有许多其他的原因。哪种原因与当事人的情况相符合呢？其实这是因人而异的。

比如，当事人可能忘记自己什么时候上过厕所

（P.002"不可思议的公交车"）、难以提早上厕所
（P.084"七变化温泉"）、找不到哪间是厕所以致来不及上
（P.018"白雾溪谷"）、在家或者商场等空间中不知道厕所
的位置且找不到标识牌（P.136"二维银座商业街"），当
事人也可能因为马桶和地板都是白色而不知道马桶在哪儿
（P.072"错觉沙漠"）。

　　根据不同的原因，我们可以采取不同的应对措施。

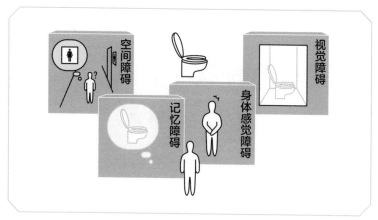

各种各样没有及时上厕所的原因

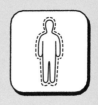

身心功能障碍 18

身体感觉变得迟钝

检查 | 该障碍可能导致的生活困难

☑ 搞不清楚浴缸里的水温，并且感觉热水很黏糊

　　我泡澡的时候，会觉得水温非常烫或者非常冷，对温度的感觉有时会出现错误。另外，我有时还会觉得浴缸里的热水黏黏的、滑滑的，很不舒服。

☑ 不知道什么时候该补充水分

　　我知道在炎热的天气里，或者是在运动的时候，要注意经常补充水分。但是我感觉不到喉咙的干渴，有时会在不知不觉中忘记喝水，然后陷入类似中暑的状态中。

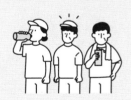

☑ 不能及时上厕所

　　我不太能感受到尿意，并且有时会突然涌起一股憋不住的尿意，这迫使我着急忙慌地冲向厕所。而且，我也完全不记得自己之前在什么时候上过厕所。

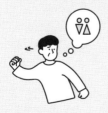

身心功能障碍 19

味觉和嗅觉
变得迟钝、失灵

检查 | 该障碍可能导致的生活困难

☑ 不会调味，烹饪的味道变淡了

因为味觉失灵了，所以我在烹饪时无法调好味道，以致做的菜被家人说"味道淡了"。相反，有时我也会把调味料或者酱汁加得太多。

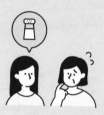

☑ 闻不到食物的气味

就算刚刚泡好的咖啡就摆在我的眼前，我也闻不到咖啡的气味。此外，我也闻不到过期食物的气味或者不新鲜的鱼肉散发出的腐臭气味。

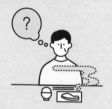

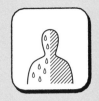

身心功能障碍 20

无法调节
体温和汗液

检查 | 该障碍可能导致的生活困难

 感觉空调的风力开得太强，
让人身体不适

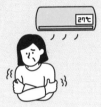

　　我感觉空调房的制冷效果非常强，冷得让我受不了。并且，我有时就算在温度适宜的地方也会感觉热得冒汗，这样的情况让我在外出时很困扰。

幻视森林
PAREIDOLIA FOREST

说真的，那个景象只有你能看到吗？

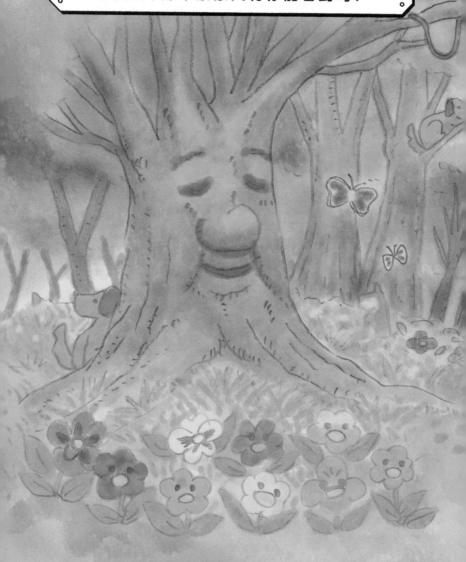

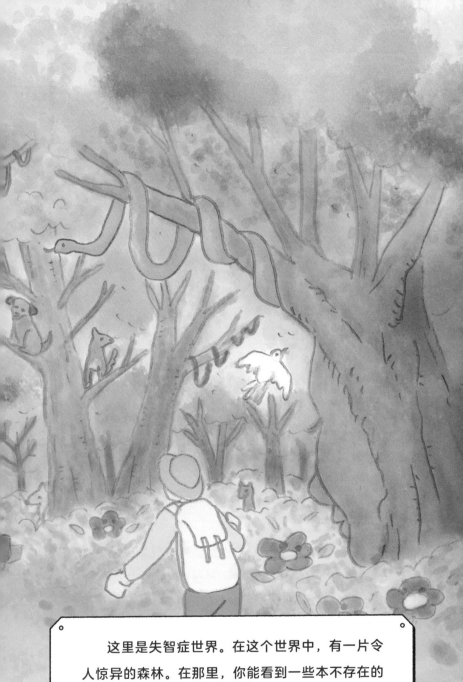

这里是失智症世界。在这个世界中，有一片令人惊异的森林。在那里，你能看到一些本不存在的画面，听到一些本不存在的声音。

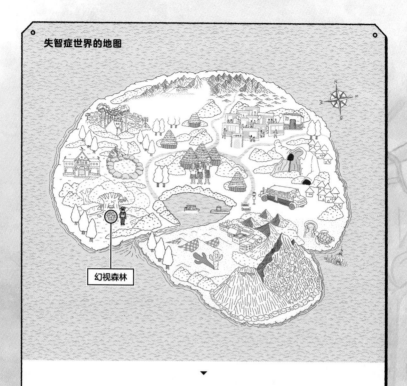

失智症世界的地图

幻视森林

▼

　　从七变化温泉望出去，你可以看到一片生机勃勃、绿意盎然的森林。当你闯进这片乍看之下犹如天堂的森林时……首先映入眼帘的，竟是一棵长着人脸的"人面树"！

　　不仅如此。突然间，你察觉到一只见所未见的宛若彩虹般的彩色鸟在空中飞舞、一曲不应该出现在无人森林中的歌声萦绕耳边、树枝全都像有了生命一般开始扭动起来……这里简直就像一个童话世界。我不是唯一一个能看到这番景象的人吧？

那里有一些
只有我能看到的东西

　　不少人在小时候应该都有过这样的经历：觉得墙上的纹路看起来像一张人脸，因此在晚上害怕得无法一个人去上厕所；还会觉得月亮上看起来像是有兔子在捣年糕、觉得自动贩售机旁边有两个洞的垃圾桶不管怎么看都像是青蛙……

　　这些并不是什么特别的事情。**像这种在物体中看到人脸或者动物姿态的现象，被称为幻想性视错觉。**这是想象力丰富的孩子们尤其擅长的一种技能。

旅行者之声

　　最近，我经常经历一些不可思议的事，这些事无法用错看成某种其他东西来解释。

　　比如，在我和朋友一起去徒步旅行的时候，**我看到森林中有几只小狗（ P.107 ）**。我心想：为什么这种地方会有小狗呢？当我对朋友说出了这番疑惑的时候，朋友一脸奇怪地看着我说："嗯？在哪里？"

看到实际上
不存在的东西、
错看成其他东西

当我恢复平静，行走在一条让人有点喘不过气的山道上时，**一只从未见过的虫子飞过来（P.107）**，停在了我的眼前。它是一只光泽明亮的黑色虫子，有长长的触角，和犀甲虫差不多大小。但是我以前从未见过这种虫子。

我心想：难道我发现了昆虫的新物种？我一下子感到欣喜若狂。但是就在下一个瞬间，它突然从我的视线中消失不见了。

在那之后，就算是在日常生活中，**我有时也会看到虫子呀，猫咪呀之类的小动物（P.107）**，但是每一次我说我看到了的时候，旁边的家人都会很生气，并对我说："没有那种东西！"我们都不理解对方，最后以吵架收场。如果它们真的不存在，那么现在正在我眼前玩耍的这只猫咪到底是什么呢？

我遇到的不可思议的事，不仅仅是看到了实际上不存在的东西。

有一次，**我看到本该停靠不动的汽车突然动了起来（P.108）**。这件事发生在我把车停在停车场，然后走向餐厅的时候。

静止的东西
看起来在动

我当时大惊失色，以为自己忘记拉手刹了，于是急忙回到车上查看：发动机明明熄了火，手刹也稳稳地被拉住了。跟我一起的朋友一脸怪异地问我：

"你怎么了？"我回答说"就是有点担心"，并设法把刚才的行为糊弄了过去，然后走向餐厅。

看到实际上不存在的东西、错看成其他东西

在餐厅里，我看着餐厅墙壁上的图案，**怎么看都觉得它们像人脸（P.107）**，让人无法静下心来。我一直忧心忡忡，无法专心聊天，感到疲惫不堪……

那天晚上我想要早点儿睡觉，当我打开卧室的门后，**却看到一个陌生的男人正静静地躺在我的床上（P.107）**！

"啊！"我不禁尖叫起来。但是在下一个瞬间，那个男人又变成了我睡醒之后没有整理的蜷成一团的被子。

但是我确确实实看到了一个男人，甚至连他穿的是什么衣服都看得清清楚楚。虽然说闻声而来的家人只是大声地笑话了我，但是我对总像这样影响到他们感到很抱歉。

最近，我明白了，有些东西只有我能看到。

然后，我决定就算再看到什么东西，也尽量不说出来。如果我立即说出口，别人就会用一种"这个人是不是不正常"的眼神看着我。说到底，我还是会在意旁人的眼光。

对了，前些日子我和女儿在客厅看电视的时候，**我清楚地听到了有说话的声音从隔壁房间传来**

（**P.109**）。那天明明只有我和女儿两个人在家，那个房间里应该没有其他任何人才对。

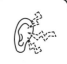

听到实际上
不存在的声音

到了傍晚，差不多该准备晚饭了。正当我思考着菜单，想着"不然今天吃鱼吧"的时候，**我闻到了一股不知道从哪里飘来的鱼腥味（P.109）**。

我不太喜欢那时闻到的鱼腥味。不过，在第二天早上，**我闻到了我喜欢的橙子香味（P.109）**，总归是收获了一个愉快的早晨。所以说，这样的事也不是那么糟糕，于是我释然了。

闻到实际上
不存在的气味

事实上，我心里想的是，如果不管我看到什么、听到什么，周围的人都能寻常对待并自然接受，然后对我说："哦——是这样啊！什么什么？"那么我也应该能轻松地生活下去吧。

为什么真切地看到了
不存在的人或者动物

幻想性视幻觉是**路易体痴呆**的特有症状，主要表现为看到一些在现实中并不存在于那里的东西，幻觉对象通常为人、动物、昆虫等。

30%~40% 的路易体痴呆病人，在症状还不明显的病情初期阶段就会开始出现幻想性视幻觉。他们似乎能看得非常真切，而非模糊不清。他们能对眼前正看到的幻觉进行描述和说明，或者是能记住看到过的内容并在事后进行说明。也有 10%~30% 的病人从未出现过幻想性视幻觉。[①]

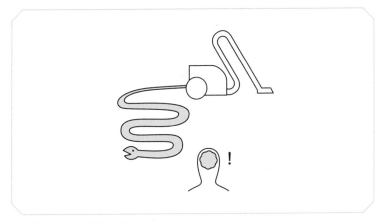

吸尘器的电线看起来像一条蛇

我们认为，之所以会出现这样的现象，即**真切地看到不应该存在的人或者动物，是因为当事人的大脑中关于认知物体、相貌、空间、位置、动作的功能存在障碍，而大脑试图用视幻觉来弥补这些认知障碍。**

这里需要大家理解的是，无论是当事人表现得好像真的看到有一个人在那里，还是对着突然出现的虫子惊讶地

---

① ［日］樋口直美 . 误操作的大脑 [M]. 医学书院 .2020.

尖叫，**这些行为动作都是正常反应，并非异常**，因为他们就是真真切切地看到了。

你觉不觉得这个故事听起来似曾相识？当事人认为自己的贵重物品和金钱被偷，是因为他们如果没有自己花钱买过东西的记忆，就会理所当然地觉得"钱应该在钱包里"（P.030"阿努吉泰新街"）。没错，幻视森林的故事也是如此，如果基于当事人自己的记忆来看的话，他们说的都是真的。在当事人身上，这些都是毫无异样的正常反应和想法。

此外，即使没有患上路易体痴呆，人在处于由药物副作用等因素引起的谵妄（暂时性脑功能低下）状态时，也有可能出现幻想性视幻觉。但是，有说法表示"人处于谵妄状态时是没有记忆的"。

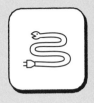

身心功能障碍 21

看到实际上不存在的东西、错看成其他东西

检查 | 该障碍可能导致的生活困难

☑ 看到不存在的，出现在卧室里的男人

走进卧室的瞬间，我看到一个陌生男人躺在床上，感到万分惊恐。我战战兢兢地凝视他时，却发现那其实是一团棉被。然而，我刚刚看到的并不是模模糊糊的人影，而是相貌和体形都清清楚楚的人。我完全无法区分那是现实还是幻觉。

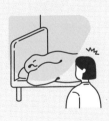

☑ 开车时看到不存在的虫子

正在开车的时候，我看到一只大虫子停在挡风玻璃上。仔细看的话，它身上有毛、有6条腿——怎么看都是一只真实的虫子。它在我眼前飞来飞去，当我想用手把它赶走时，它却消失不见了。

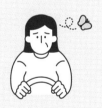

身心功能障碍 22

静止的东西
看起来在动

检查 | 该障碍可能导致的生活困难

☑ 看到酱油
在动

　　我看见滴在小碟子里的一滴滴红褐色酱油在动。酱油明明是不可能动的,但是我清清楚楚地看到眼前的酱油就像变魔术一样"嗖嗖"地动了起来。

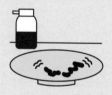

☑ 看到停靠好的
汽车似乎动了

　　我停好车后一出车门,就看到车身慢慢地动了起来,于是想着"我忘记拉手刹了"。我急忙回到车上,发现手刹已经牢牢地被拉住了。同行的女儿说"车身并没有动",但是我清清楚楚地看到它动了。

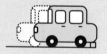

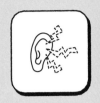

身心功能障碍 23

听到实际上
不存在的声音

检查 | 该障碍可能导致的生活困难

☑ 听到实际上不存在的
声响、动静

我听到本应空无一人的隔壁房间传来人声，还听到其实并不该存在的救护车警笛声从外面传来。我有时候还感觉身后有人经过。因为我身边的人似乎都看不到、听不到，所以在告诉他们我的所见所闻后，他们会一脸怪异地看着我。

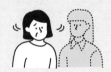

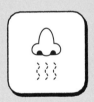

身心功能障碍 24

闻到实际上
不存在的气味

检查 | 该障碍可能导致的生活困难

☑ 闻到了实际上不存在的
鱼肉腐臭气味

当我把刚从超市买回来的生鱼片放进盘子里的时候，我闻到了鱼肉腐臭的气味——但是它并没有过期。我心想奇怪了，然后找丈夫来确认。他却说："我没有闻到那种气味。"

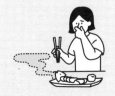

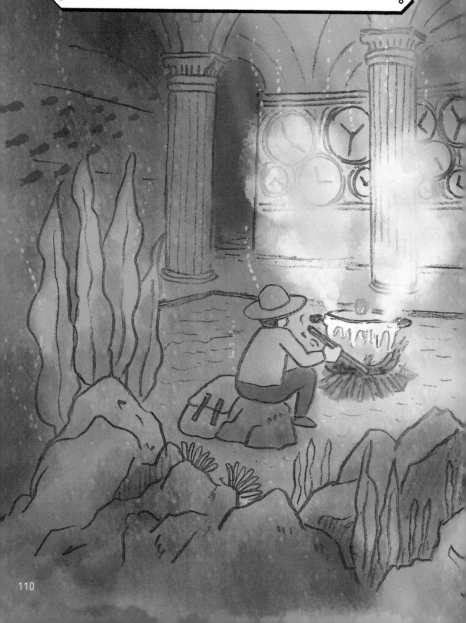

9

不知时宫殿

TIME DISTORTION PALACE

当你离开宫殿时，你几岁？

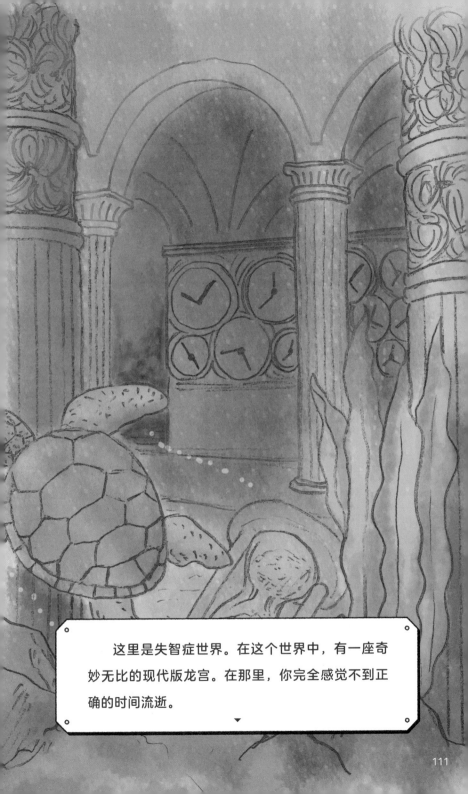

这里是失智症世界。在这个世界中，有一座奇妙无比的现代版龙宫。在那里，你完全感觉不到正确的时间流逝。

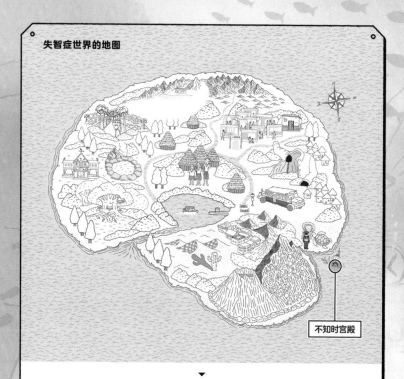

失智症世界的地图

不知时宫殿

　　在宫殿的房间里，你明明只听了几分钟的音乐，却度过了半天的时间；在宫殿的食堂，你刚打算吃午饭，天色就不知不觉变得全黑，到该吃晚饭的时候了；在宫殿的礼堂，几十年前的婚礼仿佛就发生在昨天一样……

　　没错，这座宫殿内的时钟指针有着自己独特的转动节奏，而非恒定不变。时间的流逝有时很慢，就像乌龟在慢慢游，有时又很快，犹如白驹过隙……你能游过这片变化莫测的时间洪流吗？

每天想很多遍
"今天是星期几来着？"

当你乘飞机去国外旅游的时候，你会觉得时差很折磨人吧？所谓时差，原本指不同时区之间的时间差别，这里指人体的生物钟和实际时间之间的偏差。

另外，到了休长假或者放暑假的时候，你是不是也有过突然不知道今天是星期几、是工作日还是周末的经历呢？人们对时间的感觉，其实很容易被环境变化、身体状况等因素打乱。

旅行者之声

在前几天的午饭时间，我正在煮挂面的时候，发生了一件事。我把水烧开，把挂面下到锅里。过了一会儿，我觉得差不多煮好了，就捞出面条尝了尝，结果面条已经软得不成形了。

我本来只打算煮四五分钟的，但是好像已经不知不觉过了将近 20 分钟（P.119）。而且，我并没有在煮面的时候去做别的事，明明就一直站在锅的前面呀。后来，我费了不少功夫，才算是煮好并顺利解决了午饭问题。

对时间流逝感到混乱、丧失时间感

最近，我还经常把锅里或者水壶里的水烧得焦干（P.014）。我总是在注意到焦臭味后，才急忙把炉子上的火关掉。

自失智症的症状出现以来，我对时间的感觉似乎就出现了偏差，因此类似的事时常发生。由于体内生物钟的指针转动速度不规律，所以只有有人告诉我，我才能注意到我的生物钟与实际时间之间出现了偏差。

我的生活节奏被时间扰乱了。在煮面那件事之后，不同寻常的时间感一直"飘荡"在我周围。

现在，我依靠自己的眼睛和计时器来做饭。以前我能顺利利用体内生物钟的时候，还从来没想过计时器竟是如此便利。计时器成为了我的"体外时钟"，是帮助我正确计时的重要工具。

为什么忘记关炉火

煮咖喱的时候，你拿着手机一心想着和朋友聊天，就会不知不觉沉浸在手机中，忘记锅里正煮着东西……像这样的事，应该每个人都会经常经历吧。这就是我们通常所说的遗忘。

但是，由于记忆障碍，你可能**完全忘记几分钟之前自己把炉子上的火打开了这件事**（P.002"不可思议的公交车"）。

这不仅仅与记忆障碍有关，还与对时间的感知出现偏差有很大的关系，就像本篇故事中所讲到的一样。

你如果习惯于下厨，应该能感觉到煮 10 分钟的意大利面是多长时间；就算是不下厨的人，也能感觉到泡 3 分钟的方便面大概是多长时间。当然，任谁的感觉都会有出现一些偏差的时候，比如当你感觉"差不多 10 分钟了，该煮好了"，实际上却只有 8 分钟或者已经 15 分钟了。

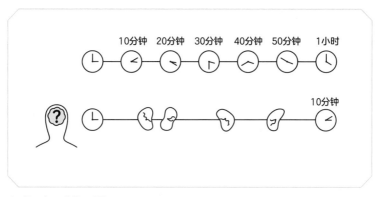

咦，差不多10分钟了吧？

然而，对当事人来说，突然注意到时间的时候，实际上已经过去了好几个小时，有时他甚至直接连时间流逝的感觉都丧失了。

那天，我也像往常一样在沙发上悠闲地休息着。我前一晚是睡够了的，所以并没有打算睡午觉，但是当女儿来叫我，**我回过神来的时候，已经是 18:00 了（P.120）**。我看到窗外光线昏暗，第一反应是我一觉睡到第二天早上了，又一想女儿才刚从学校社团活动回来，那么现在应该是傍晚才对。

丧失了对24小时的时间感知

我的肚子已经饿了，但是我还是花了一些时间才搞清楚现在是应该做早饭还是做晚饭。

这样的日子一直持续着，**我对早晨和傍晚的感觉越来越模糊，我在夜里醒来的日子越来越多，并且醒来后无法再入睡（P.120）**。因此，我频繁地查看时间，同时一心想着要尽量保持正常的生活。但是最近，有时我早上醒来，**会不知道今天是星期几，甚至连现在是几月都不知道了（P.121）**。

丧失了对日期、星期、月份的感知

要是我忘记确认今天是星期几，就很难在规定的日期将垃圾扔出去，房间里的垃圾就会堆积得越来越多。（在日本，不同垃圾的回收时间不同，如果错过时间，就必须把垃圾拿回家，等待下一个回收日。）

前些日子，一对夫妻朋友来我家里玩，他们突然问我:"你结婚多少年了?"在我的大脑里，那些我自己经历过的事情，似乎已经脱离正确的时间线而变得分不清先后顺序了。

对时间流逝感到混乱、丧失时间感

我试图追溯记忆、细数往事，**心想: 是 30 年前吗? 感觉像是 30 年前。又想: 是上个月吗? 感觉也像是上个月（P.119）**。

为什么人体的生物钟会错乱

人体的生物钟，指**一个人的 24 小时循环节律**。

该节律不是只按照某一个时钟来计算，人的大脑、脏器、皮肤等每一个细胞都有其各自的"时钟"，这个节律正是在这些"时钟"的相互作用下形成的。[①]

因此，我们需要在身体中进行各种各样的调整，才能确保所有的时钟都保持同步。然而，有几个因素会扰乱这种调整。

---

① [日]金尚宏,[日]深田吉孝.生活时间与健康:生物钟与身体节律,学术动向[J].2019,8(24):8-19.

第一个因素是**大脑的视交叉上核区域存在障碍**。该区域是人体的时间总控站，它可以感知太阳光并调整体内时间与外界时间的偏差，同时对**体内所有"时钟"的时间偏差进行修正、对齐**。①

第二个因素是**身体各感觉器官的知觉信息处理过程存在障碍**。例如，当你吃早餐的时候，味噌汤里的盐分进入体内，胃和肝脏开始工作，然后血压下降。正是通过这种进入体内的信息，我们的身体才会正确分辨什么时候是"早晨"。

但是，**如果感觉变得迟钝，或者是血压调整不顺利的话**（P.084"七变化温泉"），**就算按时吃早饭，身体也无法正确认识到此时是早晨**，从而导致生物钟出现偏差。

第三个因素是**由社会活动的变化引起的障碍**。如果当事人因受到失智症的影响而减少出门，成天都待在房间里的话，他们沐浴阳光的时间就会减少，活动量也会降低。这会导致**阳光到不了视交叉上核这个"时间总控站"，进入体内的信息也因此变得不充分**，从而使生物钟出现更严重的时间偏差。②

---

① ［日］金尚宏,［日］深田吉孝 . 生活时间与健康：生物钟与身体节律，学术动向 [J].
2019,8(24):8-19.

② ［日］冈靖哲 . 神经系统疾病中的睡眠障碍——失智症中的睡眠障碍 . 临床神经
学 [J] .2014,5(12):994-996.

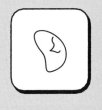

身心功能障碍 25

对时间流逝感到混乱、丧失时间感

检查 | 该障碍可能导致的生活困难

☑ 不知道烹饪时间

即使我知道煮意大利面要煮 8 分钟，也感觉不到 8 分钟左右是多久，以至于煮得太过。烧肉的时候也是如此，我有时会把肉烧得焦黑，有时又没烧熟。

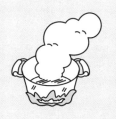

☑ 不知道坐电车坐了多长时间

我会感觉坐电车坐了很久很久，甚至焦虑不安，怀疑自己是不是坐错车了。相反，我有时也会感觉乘车时间很短，到站的时间比自己预期的早很多。

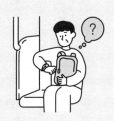

☑ 没有"好久不见"的感觉

我和朋友见面时没有"好久不见"的感觉。我不知道和朋友是什么时候认识的，不知道我们最后一次见面是什么时候，也不知道我们分开了多久。

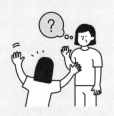

身心功能障碍 26

丧失了对 24 小时的时间感知

检查 ｜ 该障碍可能导致的生活困难

☑ 不知道什么时候该吃饭

我丧失了对 1 天 24 小时的时间感知，不知道几点该吃早饭、午饭、晚饭。因此，我的生活节奏很混乱，我有时刚吃完早饭就立即做起了午饭，有时到了深夜才吃晚饭。

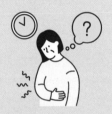

身心功能障碍 27

无法入睡、无法长时间深度睡眠

检查 ｜ 该障碍可能导致的生活困难

☑ 晚上睡不着

我丧失了对早、中、晚的时间感知，即使在晚上也会觉得大脑很活跃，无法入睡。尤其是一整天都待在室内感觉不到阳光，或者天气一直阴云密布的时候，我对时间的感知就变得更加迟钝了。

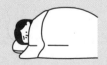

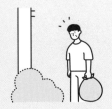

身心功能障碍 28

丧失了对日期、
星期、月份的感知

检查 | 该障碍可能导致的生活困难

☑ 不知道垃圾回收日

我不知道今天是星期几，以致忘记扔垃圾。我尤其记不住需要隔周回收一次的垃圾，比如不可燃垃圾、资源垃圾，总是忘记把它们扔出去。

☑ 不知道定期的日程安排，
比如工作、定期就诊、
去日间照料中心等

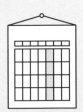

我不知道今天是星期几，忘记每周都要去日间照料中心；我不知道今天是几月几日，忘记去日程表上备注了每月要去 1 次的定期就诊。因此，我每天要多次确认当天的日期、星期以及日程安排。

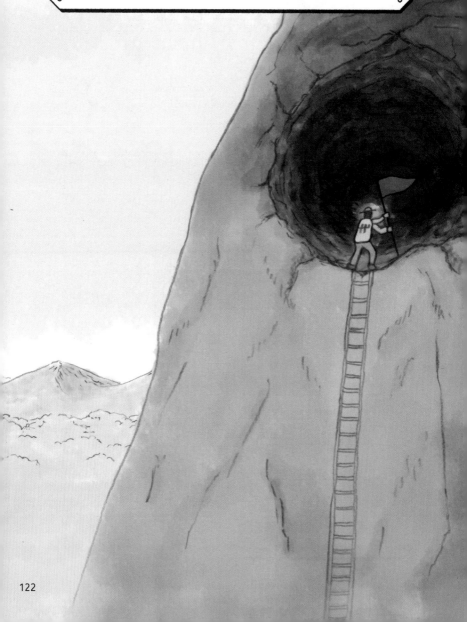

故事

10

衣袖隧道
SLEEVE TUNNEL

你的手臂，能穿过这片漆黑之地吗？

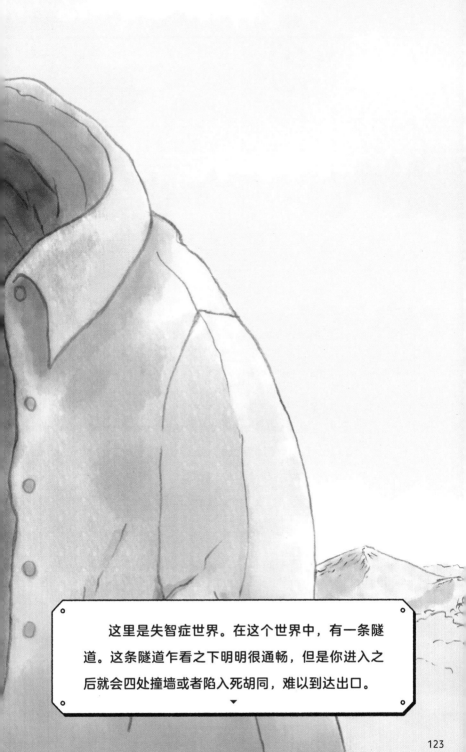

这里是失智症世界。在这个世界中，有一条隧道。这条隧道乍看之下明明很通畅，但是你进入之后就会四处撞墙或者陷入死胡同，难以到达出口。

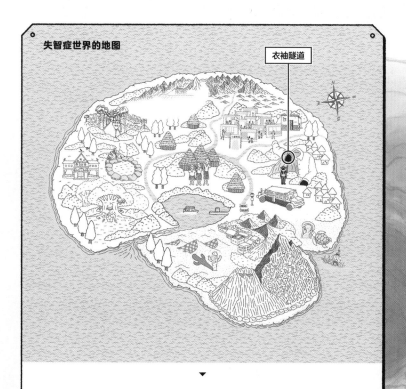

失智症世界的地图

衣袖隧道

这条隧道从农村地带起，穿过山区，通往城市地区。虽然它的长度很短且没有岔路，但是你无法从入口处一眼望穿。它简直就像是一个深不见底的黑洞。

当你踏入其中的时候，你会一瞬间失去距离感和方向感，会一次又一次撞到墙上……而且，奇怪的是，你每一步的感觉都不一样，地面时而光滑、时而粗糙。到了最后，你甚至连身体应该怎么动都搞不清楚了，只有一直呆立在那里。

自身意图和身体动作
存在偏差

拿杯子、投球、写字、穿衣服，你似乎不假思索就能轻松完成这些动作。但是实际上，随心所欲地掌控自己的身体是一件相当困难的事情。

请你试试看，让朋友用手机拍摄你运动时的姿态，然后仔细观察。他拍摄到的姿态或者动作与你想象中的样子应该有所不同。这也是为什么棒球选手会拍摄视频以检查自己的击球姿势。

我们每个人都经常出现自身想法或者意图与身体动作不一致的情况。

旅行者之声

我遇到的一些事，让我总感觉身体仿佛不是自己的。

下面这件事发生在我早上换衣服出门的时候。

首先，我试图伸手去拿衣架上的衣服，**却把握不好距离（P.131）**，半天都抓不到衣服。即使我费了一番功夫将衣服拿到手，接下来也会**搞不清楚衣服的**

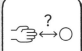

无法正确预估
与目标物体
之间的距离

上下、左右、内外（P.081），不知道手臂应该从哪里穿出去（P.132）。

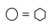

无法正确识别
形状和大小

就算我的手幸运地穿进了衣袖，也不一定能穿出去。一旦手在途中被卡住的话，**我就不知道接下来该把手伸往哪个方向（P.147）**，最终陷入束手无策的状态。这简直就像迷失在迷宫中一样……

无法识别
物体及空间的
深度

而且，即使我找到一个出口，心里想着：啊，就是那里。**我也无法瞄准那里，并将手顺利地伸过去（P.133）**。我尝试了不知道多少次，但是总是徒劳，以致穿一件衣服就花费了1个多小时的时间。

失去对左右或者
东西南北等
方向的感知

我心想：这是怎么回事啊……但是因为时间不够得赶紧出门了，所以我来不及多想就急忙去穿袜子。然后，同样的事情又发生了，**我难以把脚穿进袜子里（P.133）**。

无法恰当地
识别自己的位置、
掌控自己的身体

我一会儿站起来，一会儿坐下来，和袜子进行着"搏斗"，心想：终于穿上了！但是丈夫对我说："你袜子的脚后跟怎么朝着上面了？"我已经没有精力再重新穿一次了，于是放弃了那天的外出计划。

在我们小时候，应该都遇到过这样的难题——扣错扣子、试图把脑袋从袖子里伸出去、穿不好衣服需要父母来帮忙调整。但是长大成人之后，我们会完全忘记穿衣服的困难之处。

于是，我心想：难道是我忘记穿衣服的方法了吗？但是我很清楚穿衣服的步骤。因此，显然不是。

当我像这样尝试穿过各种各样的衣服之后，我发现了有些衣服穿起来很轻松，有些衣服穿起来很困难。

首先是衣服的形状。我觉得那些板型简洁、硬挺的衣服比较好穿。如果穿像开衫薄毛衣那样软塌塌的衣服，我就会立即搞得一团糟。因为看不懂衣服的结构，所以我不知道手要抓哪里、从哪里开始穿。

为了理解衣服的结构，我在脖子后面的衣领处缝上了记号，这个方法是挺有效的。有了这个记号，我就能分清衣服的上下和内外，非常方便。不仅如此，如果摆放衣服的时候，把所有衣服都平铺展开的话，那么就帮了我大忙了。

其次，衣服的面料也很重要。我穿那些光滑的衣服最快。因为这种面料不会阻碍手臂行动，所以我只要找到袖子的入口，就能轻松地将手臂穿过去。如果是用粗糙面料做的衣服，就算我好不容易找到了袖子的入口也无济于事——一旦手臂被卡住，我就会搞不清楚应该怎么穿，感到一片混乱。

另外，事先在袖子入口处的内侧贴上一圈记号胶带的话，就可以知道入口在哪了。推荐大家试试看。

除了穿衣服之外，我还遇到过其他身体不随自己的想法而动的事。

这件事发生在我接到婆婆的来电时。当时，她拜托我给我丈夫带句话，所以我迅速地把这些话写在了备忘本上。但是丈夫回家看了备忘本之后，对我说："我看不懂你写了些什么。"我心想不应该啊，然后自己去看了看，结果看到纸上罗列着一串读不懂的文字。**它们看起来简直就像阿拉伯文一样（P.133）**。

无法恰当地识别自己的位置、掌控自己的身体

对了，我在吃晚饭的时候也遇到了困难事。我想要喝茶，于是**伸手去拿杯子，但是怎么也拿不到（P.131）**。就算我认为自己终于拿到了，**但是在将杯子送到嘴边之前，也会多次把水洒出来（P.131）**。

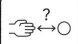

无法正确预估与目标物体之间的距离

为什么穿脱衣服变得困难

当事人有时会拒绝换衣服，或者会一直穿同一件衣服。这**既不是因为他们执着于某一件衣服，也不是因为他**

们讨厌换衣服，而是因为他们觉得**穿脱衣服很困难，希望尽可能穿一些容易穿的衣服**，比如每天都穿的这一件。

他们穿脱衣服之所以变得困难，可能有以下几个原因。

第一个原因是病人**不知道自己四肢的位置和摆动方法**。人的大脑中有一幅"**身体地图**"。根据该地图，我们可以知道自己的四肢有多长、四肢的哪个位置可以弯曲，以及如何摆动它们。但是由于大脑出现认知功能障碍，**这幅"身体地图"变得复杂难懂**，使当事人难以识别四肢的位置，并将四肢摆动到恰当的地方。

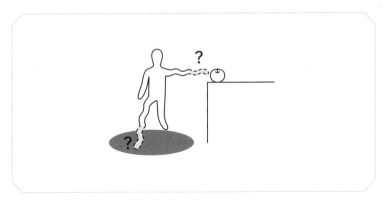

四肢能伸到哪里？

曾效力于美国职业棒球大联盟的棒球选手铃木一郎就拥有一幅精密的"身体地图"。他曾在安打时说："我能感知和描述自己的手、手臂、手肘、腰部、膝盖等身体部位是如何做出动作的。"通过不断地修整、更新该地图，铃木一郎在他的职业生涯中创造了击出 4367 支安打的惊人成绩。

第二个原因是当事人出现了**空间认知功能障碍**。在把手臂伸进衣袖之前，我们必须要理解衣服的整体形状，找到带有深度的袖子，计算袖子入口与手之间的距离和方向，将手穿进袖子直到从袖口穿出来。

但是，由于有认知功能障碍，当事人难以理解衣服的立体形状，不知道袖子入口在哪里，无法按照自己想的那样将手伸进袖子。

第三个原因是当事人**不知道穿衣服的顺序了**（P.168"付款峭壁"）。如果分解"穿上T恤"这个看似简单的活动，我们就会发现它是由一系列复杂的动作构成的：**抓住衣服→理解衣服的形状→抓住衣服下摆并将脑袋伸进去→找到袖子的入口然后把手穿过去→把脑袋从领口伸出来。**

如果在这个过程中的某一步受了挫，当事人就会感到一片混乱，无法继续做这个动作。

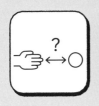

身心功能障碍 29

无法正确预估与目标物体之间的距离

检查 | 该障碍可能导致的生活困难

☑ 拿不好碗和杯子

我不知道手应该拿碗和杯子的什么地方，无法把它们拿稳。就算我可以把它们拿起来，也预估不好碗口或者杯口到嘴边的距离，以致食物会在嘴边洒出来。

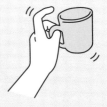

☑ 难以晾晒衣服

我不知道衣架应该从衣服的哪个地方伸进去，也不知道伸进去之后应该朝哪个方向穿出去。我也预估不好衣服与晾衣杆之间的距离，会出现松手后衣服没挂上去，反而掉在地上的情况。

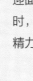

☑ 推不好购物车

我推购物车的时候难以避开迎面走来的人和前方的货架。有时，我还会在推车上集中过多的精力，以致忘记买东西。

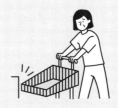

☑ 靠近、撞上前面的汽车

我在开车时难以保持车距。我有时会因为红绿灯和行人而分心，不自觉地靠近前面的车，有时又会因为和后面的车隔得太近，而被鸣笛示意。

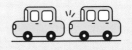

☑ 无法将牙膏挤到牙刷上

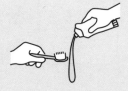

我搞不清楚牙刷的朝向以及牙膏与牙刷之间的距离，难以将牙膏刚刚好地挤在牙刷的刷毛上。

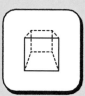

身心功能障碍 30

无法识别
物体及空间的深度

检查 | 该障碍可能导致的生活困难

☑ 难以开关钥匙锁

我不知道钥匙的朝向以及钥匙与锁孔之间的距离，无法插入钥匙。即使我将钥匙插进去了，也难以将它向正确的方向转动。就算是我开惯了的锁，如果另换一把钥匙，我也会搞不清楚。

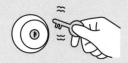

☑ 无法把钱从钱包中取出来、装进去

我无法很好地把零钱取出或装进钱包里，会不小心把它们掉在地上。而且，我不知道钱包中的哪个地方装有哪些东西，也不知道该把哪些东西取出或装进哪个地方。

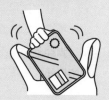

☑ 无法把东西从背包或者袋子里取出来、装进去

我想从背包里取出某个东西时，无法很好地将手对准背包的开口伸过去。装东西的时候，如果背包的内侧和外侧颜色相同，我就分不清内外，从而无法将东西成功装进去。

☑ 害怕下楼梯

我在下楼梯的时候，不知道自己的脚应该
向前迈出多远。因为看不出地面的高低差，所
以我只有在脚落下去之后才会感觉到台阶的
存在。

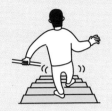

☑ 难以停车

我在倒车入库的时候，无法预估车身左右
和前后的空间有多大。看后视镜或者直接转身
向后看的时候，我会感到很混乱，不知道方向
盘应该向左打还是向右打。

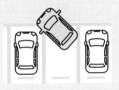

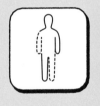

身心功能障碍 31

无法恰当地
识别自己的位置、
掌控自己的身体

检查 ｜ 该障碍可能导致的生活困难

☑ 难以穿鞋、
穿袜

我无法往脚上穿东西，因为我不知道脚应该向前
后左右移动多远。有时我会忘记自己有两只脚，只给
一只脚穿上鞋袜而忘记另一只。有时我会搞不清楚袜
子的形状，把袜子脚后跟的那一面穿在脚背上。

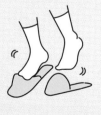

☑ 难以穿衣

由于无法理解衣服的形状、袖子的深度，所以我不知道手臂应该往哪儿穿。就算周围的人提示我要举起右手，我也无法做出这个动作，因为我不知道右手在哪儿。

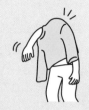

☑ 难以剃须、化妆、戴首饰

画眼线或者刷睫毛膏的时候，我不知道手应该怎么动。如果不每天化妆，我就会忘记化妆步骤。我也戴不好耳环，无法握住耳环并把耳环的针穿过耳洞。

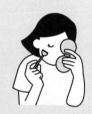

☑ 无法打开盖子或者包装袋

我无法打开塑料瓶的瓶盖，因为我不知道该把它往哪边旋转，也不知道该如何用力。我也难以撕开布丁的盖膜和糖果袋，无论是捏着撕还是前后撕都不行。

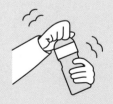

☑ 无法好好刷牙，很多地方都刷不到

我难以在口腔里顺畅地摆动牙刷。对我来说，一边转动手腕（以变换牙刷方向）一边移动手臂（以调整牙刷位置）是很难的事，以致我总是刷不到深处的牙齿以及那些不好刷的地方。

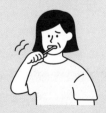

✓ 不知道如何打开热水和冷水

我很难旋转、扳动，或者抬起水龙头。而且水龙头的各种操作方式使我感到混乱，比如出水方式有按钮式或者扳手式、水温调节有红蓝双开关式或者左右切换式。

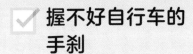

✓ 握不好自行车的手刹

我估量不好自行车把手和手刹之间的距离。我够不着手刹，就算握住了也不知道应该向哪个方向用力。

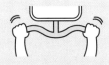

✓ 运动时，无法按照意愿掌控自己的身体

我不知道如何摆动四肢、扭动躯体。上瑜伽课的时候，我试图模仿老师的动作，却无法按照所看所听来掌控自己的身体。

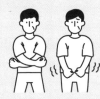

✓ 难以使用剪刀

我不知道该如何握住剪刀，也不知道剪东西的时候该如何用力。而且，我也难以按照自己的意愿去摆弄纸张，以及将纸张始终保持在剪刀的刀口中。

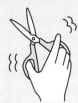

✓ 无法正确、工整地写字

我不知道如何握笔、运笔，也不知道笔尖与纸面的距离。即使我认为自己的字写得很好了，家人也会说："字迹太潦草我看不懂。"有时连我自己也看不懂。

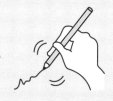

二维银座商业街
2D GINZA SHOPPING STREET

【紧急求助！】如何在没有地图的世界中旅行

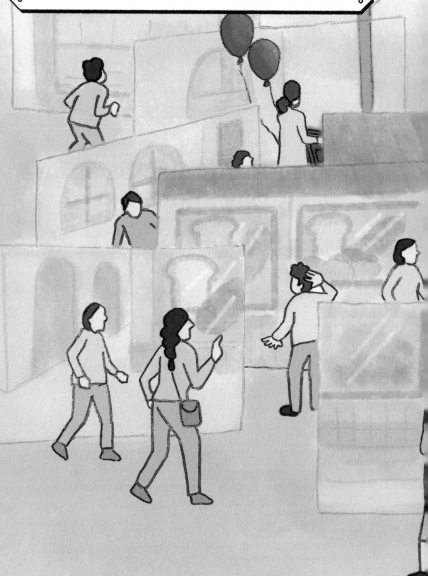

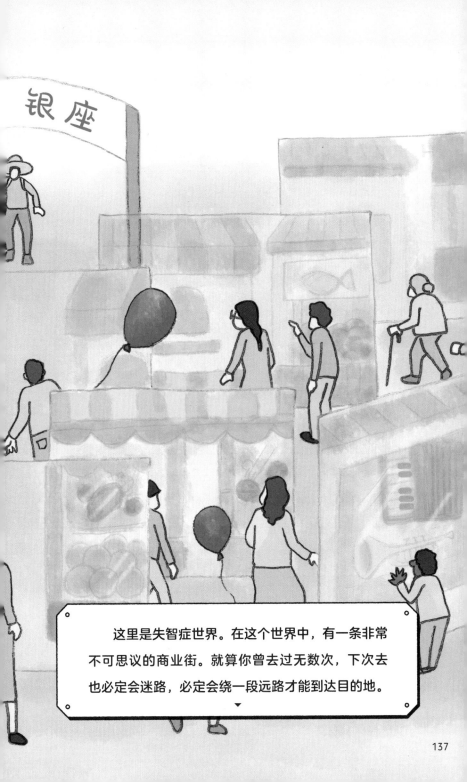

这里是失智症世界。在这个世界中，有一条非常不可思议的商业街。就算你曾去过无数次，下次去也必定会迷路，必定会绕一段远路才能到达目的地。

▼

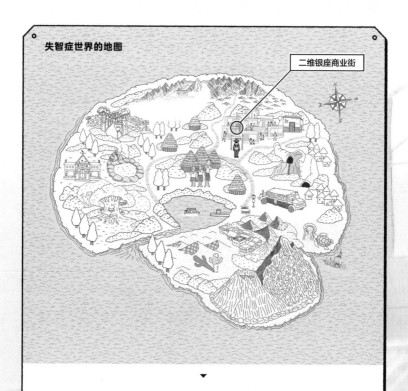

失智症世界的地图

二维银座商业街

　　二维银座商业街是这个世界中最繁华的街区。在这条街上，眼前的风景看上去就像是一幅平面图，因此你几乎不会感觉到物体的远近，也无法用任何一幅地图来描绘自己位置。最重要的是，当你在这条街上行走时，东西南北会突然调换、指路牌的箭头会指向错误方向、地标性建筑会突然消失不见……真是一条"机关重重"的街道啊。

　　在这条街上行走的人，是如何到达目的地的呢？

逐渐看不懂地图，分不清距离、方向、深度……

应该有许多人都看不懂地图，或者分不清东西南北吧。我们在从未到访过的车站下车后，做的第一件事应该就是查看车站内的地图挂画，或者是智能手机上的地图软件。

然而，应该也有很多人经历过这样的事：即使看着地图，也不知道自己目前面朝哪个方向，还会拿着手机朝反方向走，然后再折返回来；从地下车站来到地上的时候，还会失去方向感……

这样的事偶尔发生一次倒是还好，但是如果你在每天的必经之路上都会迷路的话，困难事可能就会接踵而至。

旅行者之声

 那天我独自出门，打算去一家新开业的咖啡馆和朋友一起喝茶。那家店就在邻近的车站。我乘坐电车，顺利到达了那个车站。

但是，在那之后我就遇到了问题。**我从车站出来后，完全不知道自己应该往哪个方向走（P.147）。**

失去对左右或者东西南北等方向的感知

于是，我决定查看一下在面前立着的地图板。"我现在在这里，那边有一家百货商店，另一边有一所学校……" **我一边思考着，一边来回看着地图和眼前的风景。但是，在我看来，二者并没有任何重叠之处（P.148）。**

无法通过分析
平面（二维）信息
想象空间（三维）结构

在路人的帮助下，我终于到达了咖啡馆。但是之后，我又在咖啡馆里迷路了。

我从座位上站起来想要去厕所，**但是完全找不到厕所的标识牌（P.149）。** 在同一个地方绕了一圈又一圈之后，我终于看到了厕所的标识牌。我不知道自己第一次路过的时候为什么没能看到它。在那个时候，无论我怎么找，它都完全没有进入过我的视野。

视野范围
受限、变窄

最近，还发生了一件更令人震惊的事情——我居然在上下班的途中迷路了！我每天都会走那条路线，并且已经走了好几年，早已经熟门熟路了。

当我从车站向公司走去时，我找不到那家每一次都会路过的婚纱店了……后来我才知道，那家店正在重新装修，那天只是没有在橱窗里摆放礼服而已。但是在当时，我觉得这种变化极其突兀（P.150）。

无法记住
（铭记、存储、想起）
和理解地标

我环顾四周，想弄清楚这里是哪儿，觉得所见之物很陌生，继而变得疑神疑鬼，心想：这里有这样的店铺吗？咦，道路是这么窄的吗？这条路真的能通往公司吗？

　　渐渐地，"我走错路了"的想法愈加强烈，于是我站在那里一直止步不前。就在这个时候，一位同事恰好从后面走过来，跟我打了一声招呼，拯救了我。

　　后来，我和家人一起制作了一张带有照片的原创地图，以免我在通勤路线等经常走的路线中迷路。

　　首先，我和家人一起在通往公司、家、医院等我常去之地的路线中，边走边拍照。然后，我们将照片按照沿途所见的顺序粘贴在笔记本上，并在旁边写上备注，比如"看到这个招牌的时候就左转""看到这个建筑的时候还要继续直走"。

　　有了这张地图，我就可以一边走一边将看到的地标作为线索，将其与照片进行对照，独自前往目的地了。如果迷路了，我还可以出示这些照片并询问路人。就这样，我一点一点地反复探究，并成功了解了这些路线。

为什么在
常走的路线中迷路

当事人为什么在平时经常走的熟悉路线中迷路呢？

第一个原因是，当事人**失去了关于前后左右的方向感**。通常，我们会一边行进一边粗略地估算当前所在地和目的地之间的位置关系，就好比"我朝这个方向大概走了 5 分钟左右"。但是，我们如果对方向、距离、深度的感知存在障碍，**就无法再估算这种位置关系了**。

第二个原因是，当事人**难以想象看不到的道路和建筑**（P.018"白雾溪谷"）。比如当路人告诉当事人"在下个转角往右走"时，当事人就算知道当前位置的"右"是哪个方向，**也无法想象"下个转角"在哪里**。因此，当事人不知道应该在哪里右转。

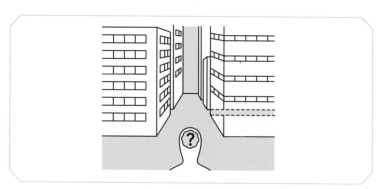

不知道什么是"下个转角往右"

第三个原因是，当事人**难以注意和记住地标**。我们走在街上时，会将街道的地标留存在自己的记忆里，即使不会强烈地意识到这个邮筒是右转的标志，也会下意识地感觉在邮筒处要拐弯。**通过重复该记忆，我们的大脑就会认为这是条熟悉的街道。**

但是，对当事人而言，他难以记住地标，并且如果**地标因为某种原因消失了（比如关店、店铺改装、店铺搬迁等）**，他就会不知道应该在哪里转弯，或者会因为眼前景象和平时不同而感到混乱。要是不幸走错了路，他就会焦虑不安，或者渐渐无法前行。

第四个原因是，当事人在**视野范围上出现了问题**。由于患有失智症，当事人的视野会变狭窄，因此容易出现看不到所依赖的地标或者看漏了转角的情况。上文的当事人看不到厕所标识牌的原因之一，可能就是**视野变窄后标识牌无法映入眼帘——可能那家店的厕所标识牌不是垂直于墙壁放置在过道中的，而是平贴在墙壁上的。**

第五个原因是，当事人难以将本应是"强心针"的**地图（无论纸质地图还是手机地图软件）与眼前的景色进行对照**。换句话说，就是难以将二维的空间信息和三维的空间结构进行对照。

某一天，我因为工作在一个大型车站下车之后，突然陷入了困境。

我要去的地点在引路牌上对应的方向是"出 A7 口直行"。我环顾四周，发现天花板上悬挂着一个标识牌，上面写着"A7 ↑"。我心想：哎？虽然说冷静思考一下就能明白"↑"是"直行"，但是我在那个时候，**一心只认为"↑"是"指向天花板"的意思（P.148）**。我心想：这是什么意思，我该怎么办？

无法通过分析
平面（二维）信息
想象空间（三维）结构

再一次环顾四周的时候，我又看到了一个指向斜上方的"↗"，心想：斜着向上走又是什么意思？我变得越来越混乱，觉得自己似乎再也无法走出这个车站了。这个时候，一位路过的好心女士问我："您遇到什么困难了吗？"然后，在她的帮助下，我才得以顺利走出车站。

不仅如此。最近，我还发现开车和停车对我来说变难了，因为我开始**难以估算物体间的距离了（P.131）**，比如行车时估算不好车身与前方车辆的距离，停车时也估算不好车身与车库后墙的距离。

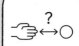

无法正确预估
与目标物体
之间的距离

有一次，我和丈夫一如既往地开车去购物中心采购。在停车时，我无法像往常那样很好地把车停进车位里。

应该把车开进去多深呢（P.132）？应该朝哪个方向打方向盘呢（P.147）？ 我陷入了混乱。倒车入库就更是难上加难了。

进入购物中心之后，我正推着购物车向前走，却感觉在我右边的丈夫时不时突然消失不见。我想着：咦，**他去哪里了？（P.149）** 每一次感觉他消失的时候，我都会环顾四周并确认他就在我旁边。我的视野范围似乎变得越来越窄了。

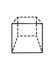

无法识别
物体及空间的
深度

失去对左右或者
东西南北等
方向的感知

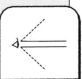

视野范围
受限、变窄

为什么不理解
箭头所指的方向

我们经常会在车站、商店、道路等地方看到箭头符号，比如"↻""↖""↑"。每个人应该都有过一瞬间不知道箭头指的是哪个方向的经历，会想：这个箭头是倒转回去的意思吗？那个箭头是向左上方前进的意思吗？

其原因就是：我们看到的箭头符号，是印在纸上或者标识牌上的平面（二维）信息，但是它们代表的是空间

（三维）信息，不仅包括上下左右，还包括前后。

为了理解箭头所代表的行进方向，我们必须具备一种复杂的认知能力——将印于标识牌上的二维信息与眼前展开的三维空间在大脑中进行整合和处理。当事人难以看懂地图就是因为这种能力发生了退化。

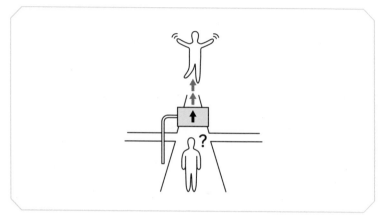

"往天上走？"——箭头符号好难理解

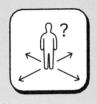

身心功能障碍 32

失去对左右或者 东西南北等方向的感知

检查 | 该障碍可能导致的生活困难

 ## 不知道出入口 在哪里

我在车站里不知不觉就会迷路。我不知道自己是从哪个方向过来的，也找不到自己要去的出站口。我会在同一个地方一次次地绕来绕去，变得焦虑不安。

 ## 无法理解别人 讲解的路线

当我向别人问路的时候，就算对方告诉我"出了检票口之后立即左转"，我也无法这么走。我虽然现在分得清左是哪个方向，但是无法想象在前面的空间中，自己能在哪里左转。

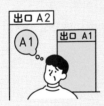

 ## 难以阅读书籍、 报纸等有文字换行的读物

如果文字换行的话，我就不知道自己读到哪儿了。当我意识到的时候，自己正一遍又一遍地读着同一行。我虽然集中精力仔细阅读也能读下去，但是那样会非常累。

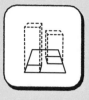

身心功能障碍 33

无法通过分析平面（二维）信息想象空间（三维）结构

检查 | 该障碍可能导致的生活困难

✓ 不知道箭头所指的方向

我认为直行箭头表示的是指向天花板，而不是继续前行。我无法理解斜向上或者弯曲的箭头所代表的方向。而且，要是标识牌上的箭头太多，我就会感觉它们像针一样，正刺向我的眼睛。大量信息会压得我喘不过气，令我头晕目眩。

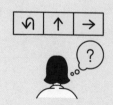

✓ 看不懂地图、不知道自己目前所处的位置

我无法理解在地图上自己和周围环境的位置关系，不知道自己目前的位置是哪里，或者应该往哪个方向走。我如果调转地图，想要让它和我的行进方向一致，就更不知道自己目前的位置和朝向了。

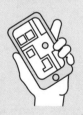

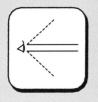

身心功能障碍 34

视野范围
受限、变窄

检查 | 该障碍可能导致的生活困难

✓ 打翻面前的 玻璃杯或者 调料瓶

我看不到面前的餐具，吃饭的时候双手会撞到东西，时而打翻玻璃杯，时而把叉子弄掉到地上，时而打翻酱油瓶。

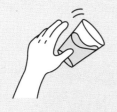

✓ 看不见走在 身旁的人

有时，我的视线里看不到那些本就在身旁与我同行的人，我会认为他们突然消失不见了。当我环顾四周的时候，他们又会重新进入我的视野。我就会想：啊，还在呀！然后安下心来。

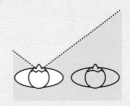

✓ 无法找到标识牌

我在百货商店里找不到厕所，以致在同一个地方绕来绕去。如果厕所的标识牌不是垂直于墙壁伸出来的，而是平贴在墙壁上的话（尤其是贴在高处的一小块牌子），我就看不到它。

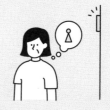

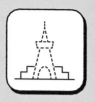

身心功能障碍 35

无法记住

（铭记、存储、想起）

和理解地标

检查 | 该障碍可能导致的生活困难

✓ 无法回到原来所处的或者刚刚待过的地方

我经常在停车场迷路，无法找到自己的停车位。要是入口和出口不一样的话，我就会感到更加混乱。同样的，我在餐厅上完厕所后，也不知道自己是从哪个方向过来的，无法回到原来的座位。

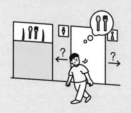

✓ 不知道自己的房间或者工位在哪里

我不知道自己的房间在哪里，会在家里四处寻找。我不知道自己的办公室在几楼、工位在哪里，公司大楼会让我感到晕头转向。

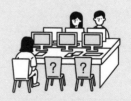

故事

12 顺风耳鸡尾酒酒吧

COCKTAIL BAR DANBO

这个世界充满了夺走你注意力的东西

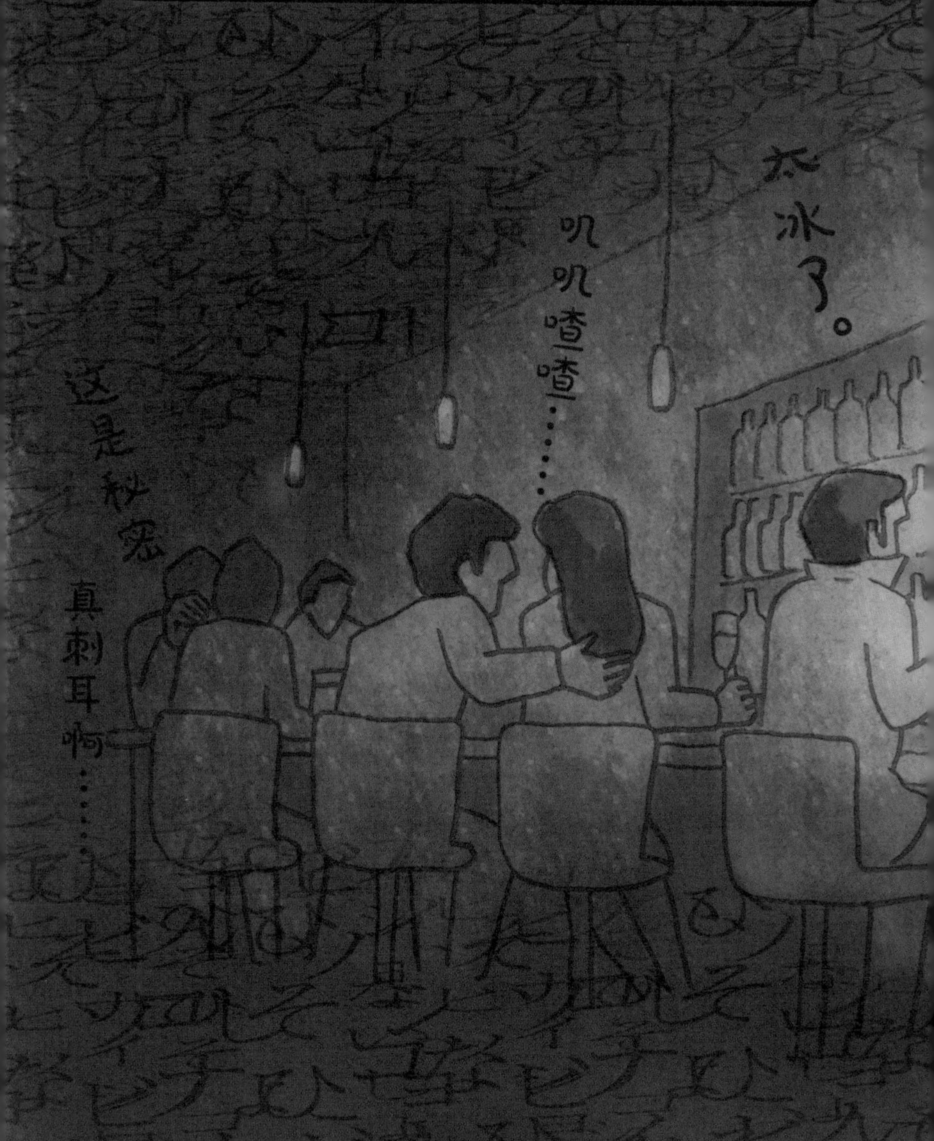

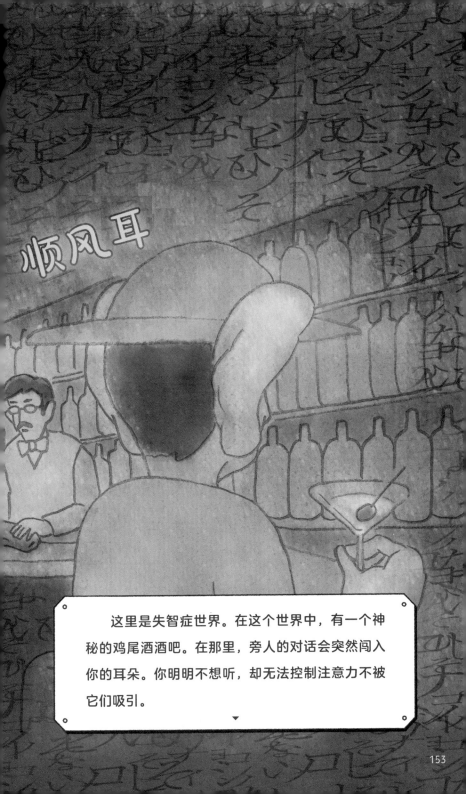

顺风耳

这里是失智症世界。在这个世界中，有一个神秘的鸡尾酒酒吧。在那里，旁人的对话会突然闯入你的耳朵。你明明不想听，却无法控制注意力不被它们吸引。

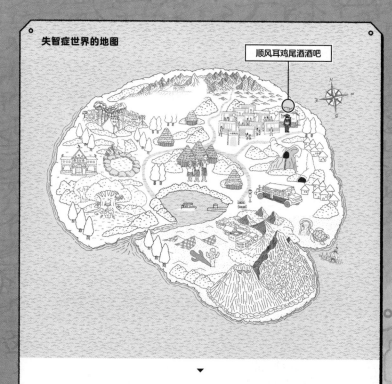

失智症世界的地图

顺风耳鸡尾酒酒吧

　　这是一家位于二维银座商业街外围的隐藏名店。在和重视之人共进晚餐之后，去该酒吧喝上一杯，是这个世界的居民在夜晚的享乐方式。然而，我坐在吧台享受着浓情蜜意的聊天氛围时，也能听见有人在酒店角落里窃窃私语：他们谈论着在阿努吉泰新街的冒险计划、谈论着关于衣袖隧道的宝藏传说……这些对话一个接一个地萦绕在我的耳边、我的脑海中，挥之不去。难道是我的听力变好了？

　　拜这些对话所赐，我被身旁的恋人狠狠责备了一顿。恋人斥责我说："你有好好听我讲话吗？！"

无法屏蔽旁人的
窃窃私语

你知道**鸡尾酒会效应**这个现象吗？它指一种大脑只听取自己所需要的声音的能力——即便是在聚会那样嘈杂的环境中，大脑也能将自己的名字从远处的对话中筛出来，听得格外清楚。

也就是说，**人具备一种将注意力投向、集中在自己所需要的信息上的能力**。

如果这一功能受损，所有的声音，甚至是你完全不想听到的声音，都统统传入耳朵的话……

旅行者之声

这件事发生在某次工作会议上。会长站在我们前面，正拿着话筒在讲话。这个时候，我旁边的人开始窃窃私语，谈论起与会议无关的话题。

虽然说相比之下明显是话筒的音量要大得多，**但是旁边之人的谈话异常清晰地传入了我的耳朵，甚至已经盖过了会长用话筒大声说话的声音（P.161）**。明明他们窃窃私语的内容也不属于什么

无法将注意力集中到当下应该听和看的事物上

特别值得关注的话题。

为了把会长的讲话听进去，我准备一边听一边做笔记。**但是当我想听讲话内容的时候，写字的手就会停下来；当我想动手做笔记的时候，思维又无法跟上讲话内容（P.162）**。总之就是怎么都不顺利。最终，我的思维完全跟不上会长讲话的内容了。这简直就像是在驾驶一辆失控的汽车：明明我想要往右边开，却被强行左转。我的耳朵正被这辆汽车带着到处跑。

无法
同时进行
多件事情

会议结束的时候我已经精疲力尽了（P.165），因为我明明并不想听别人的谈话，却"被强迫着"听了那些内容。

大脑和身体
没多久就容易疲劳

最近，当我在咖啡馆和朋友们愉快聊天的时候，还发生了一件事。我们走进店内，**日光灯的灯光突然照进我的眼帘，我总感觉这灯光就像是要刺进我的眼睛一样（P.166）**。

视觉、听觉、嗅觉
变得敏感

我拜托朋友们让我坐在靠近角落、尽量避光的座位上。我心想"总算没事了"，却突然听到店外传来救护车的警笛声。

朋友们虽然都迅速地看向了外面，但是他们的动作只持续了几秒钟，之后就像无事发生一样继续聊天。

唯独我，无论如何都忍不住在意警笛的声音。我的耳朵好像完全被警笛声俘虏了一样，**就算救护车已经远远地开走了，警笛声仍然在我耳边一直回响着（P.167）**。

渐渐地，我听不懂大家在聊什么了。虽然问到我的时候我也能做出适当的回应，但是我已经无法再享受聊天的乐趣。我想回家了。

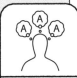

眼、耳、思想
锁定在某个特定的事物上，
无法转移注意力到别处

由于这样的事情接连不断地发生，所以我心想：必须要更加集中注意力仔细地听对方说话，不要被其他事物分散注意力……我决定，在与人交谈的时候，要一边听对方说话一边盯着对方的嘴看。

但是之后又发生了一件不可思议的事情。我在家听丈夫聊工作的时候，为了不漏听他说的话，就全神贯注地盯着他的嘴。然后，不知道从什么时候起，我发现自己只能隐约听到他的声音了。再然后，**我只能盯着丈夫一开一合的嘴巴，无法移开视线了（P.167）**。

我的大脑似乎无法将看到的事情和听到的话语联系起来。我惊讶地意识到，把注意力完全投入到说话的声音上，竟是一件如此困难的事情。

但是，与家人朋友聊天是我日常生活中最大的乐趣之一。我不能就这样放弃，所以最近，我决定自己选择与人见面的地方。

例如，我会选择尽量安静——与邻桌不会挨得太近、没有背景音乐、店员的声音不会混杂在一起——的地方。除此之外，如果是在一个光线柔和的环境见面就更好了。因为这样的环境不会对五感造成压力，大脑所承受的负担也会变小，所以我就能与对方长时间愉快地交谈，且不易感到疲劳。

那些让我感到舒适的地方，似乎也能让我的朋友们感到轻松舒适，他们有时还会夸赞我："你挑选店的品位很不错耶。"我心想：要是有一个美食网站能把店内的声音和光线等环境信息也一并写清楚就好了。

为什么无法集中注意力听人说话

哪怕是在考试的前一天，在我们必须要好好学习的时候，一旦手机铃声响起，我们的注意力也会被分散，从书本转移到手机消息和社交网络上。大家应该都有过诸如此类的经历。

请试想一下，如果这种状态总是持续地出现在日常对话中……

例如，当你在咖啡馆喝咖啡的时候。

你的舌头可以尝到咖啡的味道，你的鼻子可以闻到咖啡的气味，你的手指可以感觉到杯子的温度，你的耳朵可以听到勺子碰撞杯子时发出的声音，你的眼睛可以看到店内的装饰……你会感受到很多东西。

但是，当你喝咖啡的时候，你**应该不太会一边喝一边感觉到屁股的右下方部位刚好碰到了椅子的一个角**。

大脑对传入五感的大量信息进行选择、切换的过程，被称为**注意**。在这个时候，大脑会无意识地对信息进行选择与切换，将注意力集中到咖啡的味道上，而不会注意其他事情。也就是说，大脑在持续注意咖啡味道的同时，**也抑制了对其他信息的注意**。

当事人之所以变得无法集中注意力听人说话，原因之一就是，**他难以选择、切换、抑制自己的注意力**。

第二个原因是，他**难以分配注意力**。我们在咖啡馆和朋友聊天的时候，即使聊得正起劲，也会在口渴时喝一口

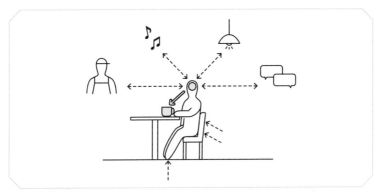

我们无意识地选择、切换信息

饮料，或者会在看到服务员走过来时叫住他。这就是注意力分配。

在日常生活中，一个人将所有注意力完全集中在一件事情上的情况非常少。我们会将自己的注意力同时分配给好几件事情，并同时采取多个行动。

如果注意力分配得不好，那么我们即使能集中注意力听别人说话，可能也完全无法将注意力同时放到其他地方。比如，我们注意不到自己渴了，或者完全看不到从眼前经过的店员。

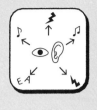

身心功能障碍 36

无法将注意力集中到当下应该听和看的事物上

检查 | 该障碍可能导致的生活困难

☑ 听不到车站广播

我明明想听车站播放的广播，但是进入耳朵的全是他人聊天或者打电话的声音。这样的杂音使我无法听到想听的内容。有时，我所在站台的广播还会和对面站台的广播混杂在一起，让我感到一片混乱。

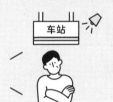

☑ 搞错预约的日期

我在网上订票的时候，明明盯着屏幕上的订票日历确认过多次，但是还是会错订到前一天或者后一天。我注意不到自己订错了。

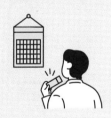

☑ 开车时注意不到红绿灯、标识牌等交通信号标志

我在开车的时候看不到红灯，好几次差点撞上前面的车。以前我明明能够在十字路口下意识地识别到红绿灯，现在却必须要保持全方位注意才行，不然我就无法看到红绿灯。

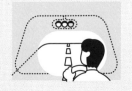

✅ 在意周围的杂音，听不到聊天对方说的话

在餐厅时，我会觉得店铺的音乐和邻桌的聊天声非常吵。我的耳朵里会同时传入孩子们的笑声、他人打游戏的声音等杂音，以致我完全听不到和我聊天的人正在讲的话。

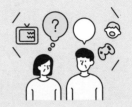

✅ 即使正在写文件，也会被其他事物干扰而导致失误

我在工作的时候，比如在写文章或者录入数据时，要么耳朵会突然接收到其他人的手机铃声，要么视线会被面前路过的人吸引而去，因而无法集中注意力，导致失误。

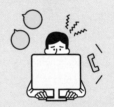

身心功能障碍 37

无法同时进行多件事情

检查 │ 该障碍可能导致的生活困难

✅ 因为在结账时听到多件商品的名称而感到混乱不堪

结账的时候，如果收银员问我需不需要袋子或者递给我优惠券，我就会不知道该怎么做。而且，要是后面有人排队、店内播放着促销广告或者音乐，我就会感到更加混乱。

✅ 出门丢东西、在家找不到东西

我在外出时会忘记带包或外套，在乘车时会丢失车票。在超市时，我会忘记带走装好袋的商品或者骑走自己的自行车。在家里，我不知道遥控器或者手机放在什么地方。

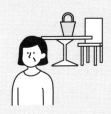

✅ 难以一边撑伞一边走路

无论是一边撑伞一边避让迎面而来的路人，还是调整自己的伞以避免撞到同行之人的伞，又或者在走路的同时和旁人保持距离，这些动作都需要同时注意多件事情。我难以做到。

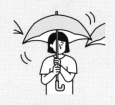

✅ 难以通过人行横道、无法在绿灯期间过马路

即使亮起绿灯，我也无法立即迈出脚步，以致耽误了过马路的时间。走路的同时，既要走得够快以避免妨碍身后的人，又要注意避开迎面而来的人，对我来说很困难。要是不知道绿灯什么时候会变成红灯，我就会很焦虑。

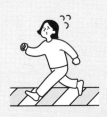

✅ 走路时难以注意周围的情况

对我来说上街走路是一件非常累的事情，因为我必须要注意行人和突然出现的自行车。如果没有步行专用道的话，我还必须要注意自己和车辆之间的距离。遛狗时，我也会因为有太多事情需要注意而感到很费劲，比如关注狗狗的动向、清理狗狗的粪便等。

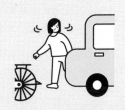

✅ 跟不上歌曲的节奏、无法合上伴奏

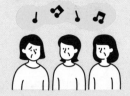

我无法跟着节奏唱歌，会唱得快一些或者慢一些。我如果总是集中注意力去听伴奏，就会忘记张嘴唱歌，错过拍子。

✅ 跟不上多人的对话

在与多个人对话时，我难以理解是谁说了什么话，也跟不上对话的走向。因此，我无法书写会议记录。此外，集中注意力去听一大段话对我来说也很累人。

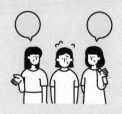

✅ 难以一边听讲话一边做笔记

我无法一边听人讲话一边在大脑里进行理解，无法把听到的话汇总成句子并写下来。当我试图去听讲话内容，握笔的手就会停止不动，当我尝试动手做笔记时，耳朵就会听不到说话的声音。

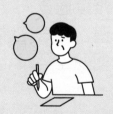

✅ 把手机扔进垃圾桶

当我两只手都拿着东西的时候，我就会混淆要扔掉的东西和不扔的东西。我明明打算把右手拿着的空瓶子扔掉，但是反应过来的时候已经把左手拿着的手机扔进垃圾桶了。

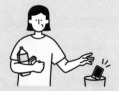

☑ 踩错油门和 刹车

　　我明明打算踩刹车，却直接踩了油门，险些撞上墙壁。倒车入库的时候，因为注意力都集中在打方向盘上，所以我没怎么注意脚下，很容易搞错油门和刹车。

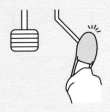

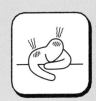

身心功能障碍 38

大脑和身体 没多久就容易疲劳

检查 | 该障碍可能导致的生活困难

☑ 一点点的工作就 让人头大

　　上午的工作结束之后，我就觉得脑袋和身体都累得动不了了。因为注意力都集中在工作上，所以我感觉很费脑子。如果不睡一觉让身体休息一下，我就无法再思考任何问题，身体状况会变得很糟糕。

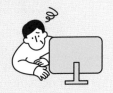

☑ 只看了几页书 就觉得很累

　　就算我想看书，也会在只看了几页后就觉得很累。我会因为逐字逐句很仔细地阅读，为了理解内容过度集中注意力，而感觉疲劳不堪。

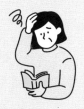

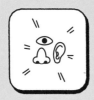

身心功能障碍 39

视觉、听觉、嗅觉变得敏感

检查 | 该障碍可能导致的生活困难

☑ 感觉明亮的灯光像要刺入眼睛

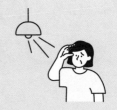

高亮的灯光（比如聚光灯）、高强的直射阳光，都会让我感到极度炫目，有时甚至还会使我的眼睛出现一种针刺般的疼痛感，让我睁不开眼。

☑ 店铺的广播令人感到刺耳和疲惫

在购物时，超市不绝于耳的促销宣传和背景音乐让我感到非常疲惫。我明明没想听，但是周围所有的声音都会传入我的耳朵。我无法自主屏蔽这些声音。

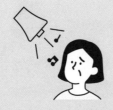

☑ 对车内乘客身上的气味变得敏感

在公交车上，人与人之间会挨得很近，乘客身上的汗臭味、香水味、洗衣液的气味或者衣物柔顺剂的气味，都让我感到非常刺鼻。严重的时候，我甚至无法忍受这些气味，感到身体不适，不得不中途下车。

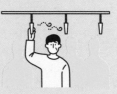

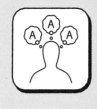

身心功能障碍 40

眼、耳、思想锁定在某个特定的事物上，无法转移注意力到别处

检查 | 该障碍可能导致的生活困难

☑ 某些特定的声音一直在耳边回响

与朋友们聊天时，我的注意力会被外面传来的救护车警笛声带走。就算救护车已经开走了，它的警笛声仍然会抓着我的注意力不放，以致我完全听不到朋友们在说些什么。

☑ 关注对方嘴巴的动作，听不到说话内容

当我想要仔细倾听家人说话的内容，并且一边听一边目不转睛地盯着对方嘴巴看的时候，我的注意力就会不知不觉都集中到对方嘴巴开开合合的动作上，以致听不到对方的声音，也听不懂他讲的内容。

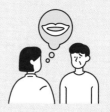

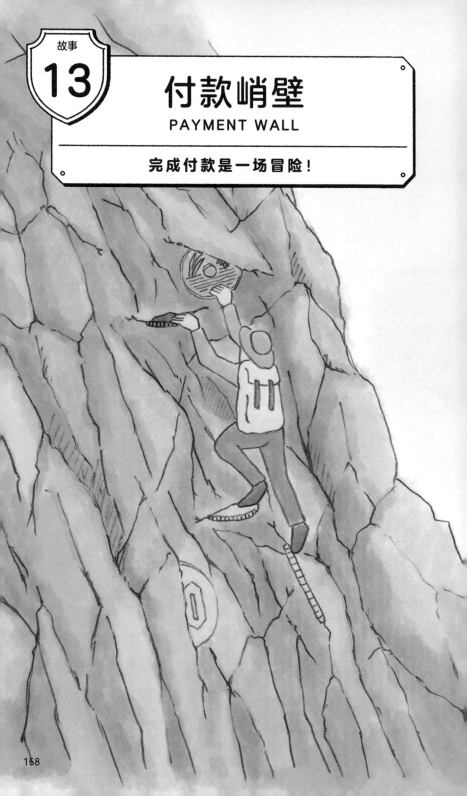

这里是失智症世界。在这个世界中，有一面高耸的峭壁，名为付款。在攀越这个峭壁的途中，潜藏着无数的难关。

▼

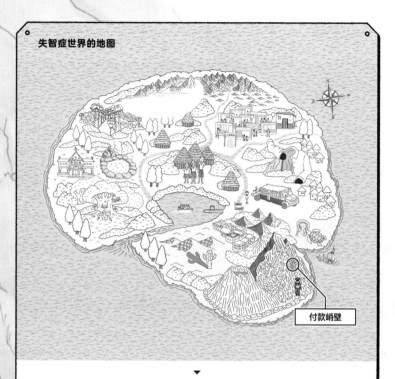

付款峭壁

　　付款峭壁是这个世界中首屈一指的攀岩圣地，而它竟然耸立在一家超市的前面。这面峭壁几乎垂直于地面，一旦开始攀登……

　　你时而会陷入记忆的沟槽，不知道手应该伸向哪里、接下来该做什么动作；时而会听到巨型生物的叫声，令你胆战心惊，让你的注意力被分散。你眼前的空间甚至会在 10 秒之内扭曲变形，令你脚底打滑，甚至踩空。在这条位于悬崖峭壁的冒险之路上，有千奇百怪的挑战和陷阱在等待着你。

接二连三地遇到
名为手续的峭壁

在我们的生活中，充满了各种各样的手续。手续一词的含义，正如其中的"续"字，表示按步骤进行多个行为。

即使是在付款这种看似简单的手续中，实际上也隐藏着多道行为。如果被这些行为绊倒，哪怕只被绊倒一次，你也无法成功登顶。

旅行者之声

出门购物对我来说是一种乐趣。然而最近，购物最后的付款过程令我越来越苦恼。

所见、所闻、所想
从记忆里
瞬间消失

对我来说，数字和符号似乎特别难记。经常让我困扰的是，当收银员告诉我需要付款 355 日元时，**我会在准备拿出钱包而低下头的瞬间，忘记付款金额是多少（P.027）**，或者误以为是 533 日元。

以前，这样的情况每隔几个月才会遇到一次，但是现在，我几乎每一次都要重新询问金额。

不仅记不住数字，我还变得做不好简单计算了。

即使店员告诉我是 355 日元，**我也不会马上想到需要 3 枚 100 日元硬币、5 枚 10 日元硬币、5 枚 1 日元硬币（P.178）**。[1]

除了这个情况以外，还有另一种情况。在之前的一次付款过程中，正当我翻开钱包取钱的时候，**店员问我："您有会员卡吗？"这句话夺走了我的注意力，同时付款金额也从我的记忆里"飞"走了（P.162）**。

我分不清银色和银白色之间细微的颜色差异，所以经常无法区分银色的 100 日元硬币和银白色的 1 日元硬币（P.082）。例如明明要付 355 日元，我却拿出 8 枚 1 日元硬币和 5 枚 10 日元硬币，加起来只有 58 日元。

而且，**我就算能正确识别出 1 日元的硬币，有时也无法顺利地捏住它们（P.132）**。将手指伸进钱包小小的空间里，拇指和食指顺利地移动到目标所在的位置，然后捏住想要的东西——每一个动作，对我来说都有数个很难跨越的陷阱。

在攀越付款峭壁的时候，我发现自己身后有一排长长的队伍。**我越是想着动作必须快点儿，大**

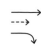

无法进行
简单的数字计算

无法
同时进行
多件事情

无法识别
细微的颜色差异

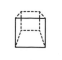

无法识别
物体及空间的
深度

---

① 在日本，纸币有 10 000、5 000、1 000 日元等面额，都是大面额，而硬币有 500、100、50、10、5、1 日元等面额，都是小面额。——译者注

脑就越是一片空白，不知道现在到底该做什么了（P.162）。

最近，收银方式也越来越多了。有的地方用的是自助收银机，需要顾客自己扫描商品条形码并付款。有的地方是店员负责扫描商品，之后顾客在别的机器上进行付款。

我在一家不常去的超市购物时，**经常会被不熟悉的收银方式搞得不知所措**（P.179）。

A→A′
?

无法灵活应对微小的环境变化

不过，自从我开始使用非现金支付方式之后，付款就变得轻松多了。

我不需要计算金额，只需刷一下卡就能完成付款。我也不会因为半天取不出零钱而感到焦急。

为什么付款要
花很长时间

我们来回顾一下付款这个手续，即便是在这个简单的手续中也有 6 道行为：听取金额→记住金额→计算小额硬币和大额纸币的组合→在钱包中找到必要的钱币→用手拿住钱币→把钱币递给收银员。

这些行为潜藏着许多挑战和陷阱。首先是记忆挑战：记住店员说出的金额，直到将该金额的现金从钱包里取出来。其次是计算挑战：计算出小额硬币和大额纸币的最佳组合。然后是错觉挑战：分辨钱包内钱币的颜色和形状，找到必要的钱币。接着是注意力陷阱：被迫从随时都会意外出现的大量信息中有意识地做出选择，这些信息包括店员的声音、令人在意的店铺音乐、身后排队的人等。最后是空间挑战：用手捏住钱包里打算用来付款的钱币，并将它们放在收银托盘上。

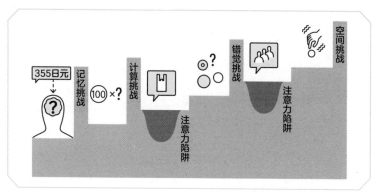

付款中潜藏的许多难关

实际上，顺利通过每一个挑战、避开每一个陷阱并完成付款非常难。只要有一点儿磕磕绊绊，当事人可能立即就变得不知所措，不知道接下来该怎么做。

避免这种情况的方法很简单。

仔细地倾听店员说的话，多次确认付款金额，不慌不忙、仔仔细细地从钱包里把钱取出来——也就是说，只需要花足够多的时间付款就好。以起源于英国的"慢付款，慢购物"活动 ① 为契机，日本也开始逐渐开展一些鼓励人们"慢购物"的活动。对于失智症病人而言，这些活动可真是帮了大忙呢。

旅行者之声

这段时间，我在工作时也遇到了困难。

我每天上下班的时候都会在电脑上记录工作时间。**突然有一天，我不知道记录工作时间的软件是哪一个了（P.180）。**

无法想起、实行熟悉的手续、习惯

当时，我请一位同事帮我找到了软件。但是即使打开了软件，我也完全摸不着头脑，不知道应该点击哪个按键。

我想这可能是因为我从早上开始就接连遭遇麻烦，导致脑袋和身体都筋疲力尽了。如果是在以前，哪怕很累，我只要喝点咖啡或者吃个午饭就能恢复精神。但是在这一天，**短暂的休息并没让我恢复精神，我没有精力再做任何事情了（P.165）。**

大脑和身体没多久就容易疲劳

---

① 这是一类店铺联动型的援助服务。该援助服务的创始人是一位名叫凯瑟琳·韦罗（Katherine Vero）的英国女性，她独立开发了一套"店内通行路线"员工培训课程，旨在让失智症病人和老年人能够愉快购物。目前，英国的大型超市以及瑞典的家居商场都在引入这项服务。——作者注

在我某一天出远门的时候，还发生了一件事情。由于我的交通 IC 卡没有余额了，所以我走向充值机，打算给卡里充点钱。

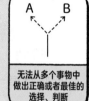

苹果 ≠ 🍎

无法想起抽象的
语言、概念、符号
所表示的含义

然而，这里的充值机与我平时惯用的充值机略有不同，我搞不懂该如何操作。**机器上有各种按键，比如"定期车票""充值""优惠套票"，我不知道应该按哪个按键（P.056）**。

于是，**我不管三七二十一地把每个按键都按了一遍，一次次按错后又从头再按（P.182）**。旁边的人注意到了我的举动，并热心地告诉我该如何操作，最后我总算完成了充值。

A   B

无法从多个事物中
做出正确或者最佳的
选择、判断

为什么无法给交通 IC 卡充值

当事人之所以在这个手续上遇到困难，可能是因为它的顺序稍微改变了一下，或者是因为其中增加了新的行为。

比如，在某一车站的售票机上，充值操作是：插入交通 IC 卡→按下充值键→付款→取出交通 IC 卡。但是在另一个车站的售票机上，充值操作顺序可能变为了：按下充值键→插入交通 IC 卡→付款→取出交通 IC 卡。

仅仅是这种微小的变化，也会让当事人感到混乱，无法继续办理充值手续。

再比如，在泡桶装泡面时，**大多数情况下有 4 道手续：将盖子撕开一半→倒入热水→等待 3 分钟→撕开全部盖子，但是一些朋友应该有过这样的经历——仅仅是在其中加入一道"取出调料包"的手续，就觉得操作变困难了。**[①]当事人正在经历的，就是与之相同的事情。

此外，该困难也与语言功能出现问题（P.046"创作餐厅哇哦亭"）有关。

即使当事人心里想着要给交通 IC 卡充值，但是如果他的大脑无法将充值过程中的单个行为和充值这个最终目的联系起来，那么他也无法按下对应的按键。

---

① 作者所说的桶装泡面指没有独立调料包的桶装泡面。这种泡面的面饼和调料粉混在一起，在食用前只需要撕开盖子直接加入热水就行。——编者注

身心功能障碍 41

$$3 \overset{-}{} 6$$
$$1 + 2 =$$

无法进行
简单的数字计算

检查 | 该障碍可能导致的生活困难

✓ 无法数出合适的份数

往咖啡里加糖的时候，我虽然数着 1 颗、2 颗，但是不知不觉就忘记了加入了几颗。同样的，我在舀大米和加调味料的时候也很容易出错。

✓ 无法计算要支付的金额

知道付款金额后，我不知道应该拿大额纸币还是拿小额硬币，也不知道应该拿多少。我害怕拿错或耽误别人的时间，就总是用大额纸币支付，导致钱包里积满了小额硬币。

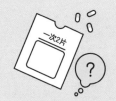

✓ 数错药量

我慎之又慎地数着药量，以为自己不会搞错，结果仔细一看还是数错了。在同时服用多种药物的时候，我经常在一种药上多取 1 片或少取 1 片。

✓ 在订购便当时搞错份数

在按人头订购便当的时候，即使我大声地数了很多次，想着当时应该没有数错呀，我也经常出错。真不知道该怎么办。

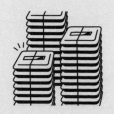

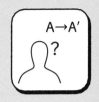

身心功能障碍 42

无法灵活应对
微小的环境变化

检查 │ 该障碍可能导致的生活困难

☑ 一旦地标消失、发生变化，立即就会迷路

如果我平时经过的咖啡馆没把宣传牌摆在店门口，我立即就会觉得这不是自己平时走的街道，然后不知道这里到底是哪里、该往哪个方向走。

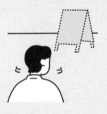

☑ 搞不懂家电、文具等新物品的使用方法

一旦换了新家电，我就搞不懂它的使用方法了，因为按键位置和操作顺序等发生了变化。圆珠笔也一样，如果按压开关的位置发生了变化，或者开关方式从按压式换成了旋转式，我就会不知所措。

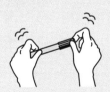

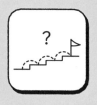

身心功能障碍 43

无法想起、实行熟悉的手续、习惯

检查 | 该障碍可能导致的生活困难

✓ 搞错穿衣的顺序

我会在穿内衣前先把外套穿上，或者忘记扣子的顺序和位置导致扣子对不齐。而且，我也搞不懂如何戴手表、如何系鞋带了。

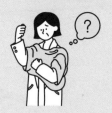

✓ 不知道味噌汤的制作流程①了

我会先把味噌酱放进水里，或者忘记加入高汤。有时我还会搞不清楚平时常用的锅是哪一个，不知道该从何处开始下手。

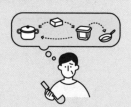

✓ 不知道如何使用菜刀、如何切食材

即使我想要制作土豆炖肉，我也不知道胡萝卜、洋葱、土豆等食材要如何切。就算食谱上写有食材的切法，我也不知道该如何挥动菜刀，无法按照心中所想切食材。

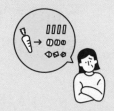

---

① 味噌汤的做法之一：先将清水烧开，放入食材，再放入用鱼肉、鱼骨熬制的高汤，最后放入味噌酱。——译者注

✓ 难以操作家电
（洗衣机、电视、电饭锅、炉子）

洗衣服的时候，我不知道应该先按哪些键、后按哪些键。单独干洗某件衣服或者洗特殊面料的衣服就更困难了。使用遥控器的时候，我会感到一片混乱，不知道按下哪个按键会出现什么样的情况。

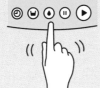

✓ 无法在婚礼和葬礼上行为得体

在母亲的葬礼上，我不知道该做什么，只有茫然地发着呆。明明我事先听人说了作为丧主应该要做好致辞和其他准备，可我一旦站到那个地方，就完全不知道要做什么了。

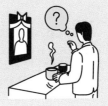

✓ 不知道社交网站的发帖流程了

我想在社交网站上发帖，但是忘记了发帖流程，我不知道应该打开哪个软件、点击哪个按键。就算别人教了我，我也会立即忘记，然后一次次询问。

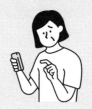

✓ 不知道工作、官方手续的提交流程了

我不知道工作文件的提交方式以及需要确认的流程，感觉每一次都像是第一次操作。

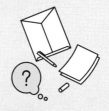

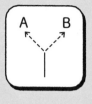

身心功能障碍 44

无法从多个事物中做出正确或者最佳的选择、判断

检查 | 该障碍可能导致的生活困难

☑ 难以根据气候和场合选择合适的衣服和随身物品

如果选衣服要考虑气候和温度，要考虑是出席休闲场合还是正式场合，还要考虑是和谁见面等，我就会感到非常累。而且在旅行前，我难以想象旅途中可能发生的事并为之准备好必要的物品。

☑ 穿错鞋子

如果放在鞋柜里或者玄关处的鞋子太多，我可能就会穿上别人的鞋子。有时我会因为鞋子不合脚，半天穿不进去而疑惑。有时，穿鞋的过程很顺利，鞋子也很合脚，但是我也会被人提醒穿错了鞋。

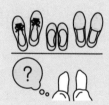

☑ 无法整理、收拾物品

由于整理物品时必须要考虑各种问题，比如"重的东西放在下面""经常用的东西放在前面"等，所以我无法做好这件事。明明想要收拾整齐，结果却弄得一团乱。我也难以把物品放回原位。

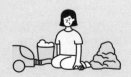

✓ 不知道如何购票和充值交通 IC 卡

充值的时候，我不知道插卡、按键、付款等步骤的顺序。有时候，插卡口的位置各式各样，有时候，机器会中途找回零钱，这些都让我混乱不堪。而且，一旦身后有人排队，我就会万分焦急，双手却停止不动。

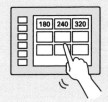

✓ 在超市的货柜拿错要买的东西

我明明是仔细确认之后才拿的，但是还是在打算买酱油的时候错拿了一瓶包装类似酱油的调味汁，在想买小麦粉的时候错拿了一袋放在小麦粉旁边的马铃薯淀粉。

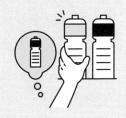

✓ 没结账就回家

我去超市买东西的时候，会不结账就直接拿着商品回家。结账这个手续从一连串的购物流程中被遗漏了，我却没有意识到任何不对，然后就这么走出了超市。

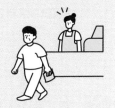

看到这里，你对失智症的印象，发生了怎样的变化呢？

当事人面临的生活困难，有很多连当事人本人都难以说明，甚至连他们自己都想问："为什么？怎么会这样？"

这些困难背后的原因，无非就是当事人身心功能产生了障碍和周围环境出现了变化。了解了这些原因，我们就能找到解决问题的对策和明智的相处方法。

此外，前文中提到的困难不仅仅会出现在当事人的生活中。你可以回忆一下，它们是不是也曾在你自己的身上发生过呢？

这些事绝不是特殊的难以理解之事。不管是否患有失智症，由于年龄的增长以及身心的疲惫，每个人都有可能在日常生活中经历这些事。

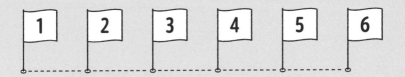

第二部分

旅行指南

学习与失智症
共同生活的智慧

你觉得这场失智症世界之旅怎么样？希望这次旅行的经验对你今后的人生有所帮助。

接下来就是本书的后半部分，这一部分总结了旅行中你所需要的窍门、思想准备、工具、信息。

这一系列旅行指南，是你在旅途中不可或缺的伙伴。当你感到迷茫无措、烦恼不堪，心里想着"此时需要些什么，该如何做"的时候，就请你翻开它吧。

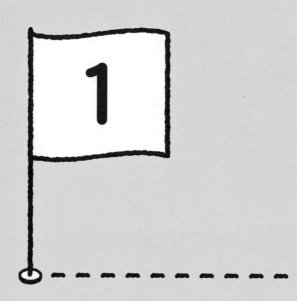

启程

踏上新的旅程

从当事人的视角正确理解失智症

患有失智症是一种什么样的状态呢？人们通常所说的失智症的定义和症状，几乎都是以医务人员和照护者的视角来阐述的，而当事人实际的身心体验，不仅你极难理解，就连当事人自身也极难将自己的感受传达给周围的人。

与失智症共同生活的第一步，就让我们**从正确理解认知功能和失智症开始吧。**

认知功能

一种通过眼、耳、鼻、舌、皮肤等感觉器官去感知某个对象（人、物、信息），并在大脑中对它进行解释、思考、判断、计算、描述、记忆的功能。

失智症

一种渐进性认知功能退化，会使当事人的生活出现问题，生活艰难。

正视自己目前的
身心状态

"曾经易如反掌的事情逐渐做不到了。"

"或许和以前略有不同了。"

"或许……"

在日常生活中，你是否有过上面这样的想法，是否曾感到焦虑不安？

有一些人现在可能注意到了自己的身心变化，并且正感到不知所措，有一种违和感。

也有一些人虽然也在为此担忧，却对它不予理睬，把它归咎于忙碌和疲惫，并为了继续像以前一样生活而奋力挣扎着。

立即接受这种变化并不是一件容易的事情。但是请不要再否定它或者自欺欺人，诚实地面对自己的感受吧。如果你现在能意识到它，那么接下来能做的事情还有很多。

我意识到的事情

我曾是一名营业员。我有点儿担心，因为我发现自己总把顾客的长相和名字弄混，而且记性很差。（三十多岁，男性）

我在做运动的时候，越来越容易跌倒、被绊倒，身体无法像以前一样活动自如了。（五十多岁，男性）

我有时不知道如何启动汽车，然后会想是不是汽车坏了。（七十多岁，女性）

我的精神总是恍恍惚惚，头脑也不太清醒，公司的领导越来越频繁地问我："你还好吗？"（六十多岁，男性）

理解失智症的症状是因人而异的

你如果现在去网上搜索失智症的症状，会获得大量的信息。其中当然有正确的信息，但是确实也存在不可靠的、煽动焦虑情绪的信息。有些带有偏见的信息，比如"病人会丧失生活自理能力，必须要住进疗养机构并接受照护才行"可能在不知不觉中深深扎根在你的心里。

实际上，**并不是每个患上失智症的人都会出现相同的症状**。正如我们通过 13 个旅行故事所告诉大家的那样，失智症的症状是形形色色的。病人会受到各种因素（比如疾病类型、周围的环境、过去的生活）的影响，从而面临不同的症状、难处，其病情发展状态也因人而异。

所以，我们不要盲目地相信接收到的信息，也不要被偏见左右，要知道失智症的症状是因人而异的。如果你怀疑自己患有失智症，那么就要在此基础上，继续了解自身的情况。

咨询专业人士

　　即使想到自己可能患上了失智症，你是不是也不知道应该去哪里咨询、应该向谁咨询？又或者，你是不是觉得现在还不严重，想把咨询计划向后拖延？

　　你如果更加肯定这样的想法——"摆脱这种恍惚不安的状态吧""尽早咨询，尽早开始新生活吧"，或许就不会那么犹豫不决了。

　　咨询专业人士，是开启失智症世界之旅的第一步，是一件鼓舞人心的事情。试着和专业人士谈一谈那些让你感到不安和你所担忧的事情吧。

　　他们应该会成为你今后旅途的伙伴之一，能够为你推荐一些专科医院，或者向你提供一些有用的信息。

认为自己患上了失智症时，你可以咨询这些人 ①

▶ **熟悉的医生或医院记忆门诊的医生**

▶ **老年人服务中心的工作人员**

▶ **失智症领域的支援团队**

　　在中国老年保健协会阿尔茨海默病分会的官方网站上有关于失智症的非常全面的信息，该团体也会组织线上义诊、讲座等公益活动。

▶ **社区卫生服务中心的工作人员**

---

① 为方便读者阅读，我们根据中国国情，对这部分内容做了调整。——编者注

向某人倾诉

　　向别人坦白自己患有失智症，是一件非常需要勇气的事情。

　　应该跟谁说？应该从何说起？我能说明白吗？你是否会担心在面对那些熟悉你的人时，不知道该在什么时间、以何种方式跟他们说，担心说了自己患有失智症之后他们会远离自己。你或许也会纠结，如果对方对失智症病人抱有偏见，今后戴着有色眼镜来看待你，你会觉得很烦……

　　然而，你没有必要在告诉别人之前做好万全的心理准备。你也不必向所有人坦白。先试着告诉那些你想要告诉的人吧。

　　让周围的人了解你的情况，你的心情应该会变得轻松一点儿，不必再什么事情都自己一个人处理。要是你觉得与亲近之人交谈让你感到很不安，那么你可以先尝试一下与不认识的人交谈，比如打电话咨询，或者去找社区卫生服务中心的工作人员。你觉得怎么样？

　　你最初只要将自己目前的感受说出来就可以了。只有先说出来，你才能迈出下一步。

告诉你想告诉的人吧

亲近的人

家人

  如果你想先与身边最亲近的人交谈，那么就试着与家人交谈吧。

朋友和同事

  要是你认为"与家人交谈之前想先让其他人听我说一说"，那么何不试着与熟悉你的朋友和同事谈一谈呢？

失智症咖啡馆、失智症病人协会等互助团体中的人 ①

  这些是任何人都可以去的地方和参加的互助团体，无论是当事人、病人家属，还是当地的人。你还可以与专业人士进行交谈。

由医院组织的
线上咨询服务

  如果是线上咨询，你就无须与陌生人见面了。你可以试着通过这种途径说说自己的感受。

不相识的人

---

① 目前，在中国，上海市有一家失智症咖啡馆。中国老年保健协会阿尔茨海默病分会会组织一些公益活动，为当事人及家属提供部分支持。——编者注

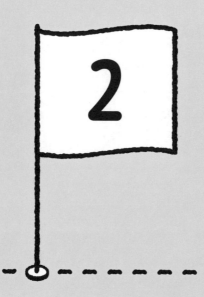

组队

结交旅行伙伴

结交可以依赖的伙伴

去结交可以和你分享喜悦与苦难的朋友吧，将今后漫长的日子，过得更加愉快、充实。

首先，**建议你试着联系一下住宅所属社区的社区卫生服务中心，以及所在乡镇的老年人服务中心**。这样一来，你就能进一步联系到负责医疗、养老服务的专业人士，比如医生、照护管理师。

其次，**拥有多个朋友也很重要，他们可以担任不同的角色**。你要是只有某一个人可以依赖的话，当那个人感到疲惫或者离你而去的时候，你就会陷入无依无靠的境地。

除了专业人士，你的朋友、熟悉的邻居、经常在你家附近活动的人，都可以成为你的伙伴。

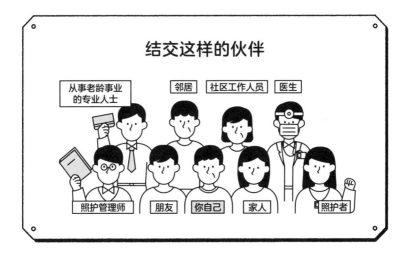

结交这样的伙伴

从事老龄事业的专业人士　邻居　社区工作人员　医生

照护管理师　朋友　你自己　家人　照护者

结识其他当事人

即使已经结交到了可以依赖的伙伴，你可能有时候还是会感到不安、无助，会心想：没有患上失智症的人是不会明白的，他/她没有理解我的不安……这个时候可以帮助你的，就是那些与你一样，同样患有失智症的伙伴。**试着在当地寻找一个可以供失智症病人交流的活动团体或地方吧。**

可以结识失智症伙伴的活动、团体

同伴支持活动

这里的同伴并不是专业的医疗人员，而是同为失智症病人的当事人。这种支持活动是病人间的互助，大家相互交流经验和想法。有些同伴支持活动是由医院组织的。

失智症病人协会

这类团体为失智症病人提供可以聚会、交流的地方。这类团体会在不同的地方组织活动，活动内容各式各样，有时聚餐，有时劳动。

失智症咖啡馆

任何身份、年龄的人都可以来这里坐坐，比如失智症病人及其家属、专业的照护人员、想了解失智症的人。

如果你是一名早发型失智症病人（一般指 65 岁以下的失智症病人），你可以去社区卫生服务中心或者当地政府主办的老年人服务中心咨询工作人员。

再者，还有一些根据其他病人的经验编撰而成的书籍，你可以从这些书籍中了解他们的故事、想法、生活窍门等。

或许他们的年龄、性别、症状与你的有所不同，但是，由于你和他们都患有失智症，所以你应该能感受到他们文字背后的心情，能更真切地体会那些肺腑之言。而且，**你应该也会感同身受，心想：我也是这样！**

一些失智症病人会通过写书分享自身经验

一些路易体痴呆病人会出现视幻觉和嗅幻觉症状。他们会以自己的体验为中心，记录并分析在路易体痴呆病人的大脑中正在发生的事情，写下如何与这些事情长期打交道的窍门。

一些患有早发型失智症的人会不断与各地的，同样患有该病的伙伴进行交流，记录自己听过的当事人的心声。

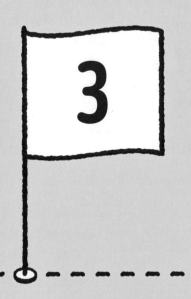

筹备

为旅行做好准备

了解并告知他人自己能做到的和做不到的事

　　想要享受旅行，就要先梳理周围的环境变化。你要努力完成的第一件事，就是了解哪些事是自己能做到的，哪些事是自己做不到的（或者难以做到的）。

　　为了活得像自己，你要将自己能做到的事继续做下去，哪怕多花一些时间也在所不惜。"这些事我能做到，我想自己做。"你要将这样的意愿传达给周围的人，不要让周围的人帮你做这些事。

　　对于做不到的事，你就不要再强迫自己埋头努力了。你可以试着先从接受开始，接受"这个动作对我来说很难""我不知道该怎么做"的现实，然后再向外寻求帮助，告诉家人或者朋友，大家一起想办法。你可以把自己一个人做不到的事，变成在大家的努力和帮助下能做到的事。

知道自己能做到什么事、做不到什么事

　　如果你对此没有头绪，可以与家人或者朋友一起查看本书最后的"按生活场景分类的困难索引"。

在户外和家里创造
一个属于自己的空间

无论是在户外还是家里，如果能**有一个令你感到舒适、放松的地方**，你每天的生活就能过得更加顺利且充实。例如，有些人会将可以一个人悠闲喝咖啡的咖啡店或摆满书籍和资料的书房作为自己的舒适之地。

如果是在户外，该如何选择场地呢？只要是你以前经常去的、可以放松身心的地方，哪里都行，比如公园或者家附近的咖啡店、餐馆。如果那个地方有与你相熟的人就更好了，这样家人也能放心地把你送过去。

如果是在家里，你可以试着把自己喜欢的椅子或者坐起来很舒服的坐垫，放在一个你觉得"想在这里悠悠度过一段时光"的地方。如果放在这个地方会妨碍家人的日常活动，你可以跟他们商量一下，看看能不能改变一下家具的布局。

为了把家变成一个舒适的空间，你可以在各种地方下功夫，后文将为大家做详细的介绍。

为自己的五感创造
一个舒适的生活空间

即使住在曾经觉得很舒适的房子中，你也会因为认知功能障碍而在生活上出现问题。你可能感觉以前不曾在意过的灯光如今像针一样刺进眼睛，或者会感觉电视的声音听起来震耳欲聋。

哪些事情会在多大程度上对当事人产生刺激和负担，是因人而异的，且差异很大，其中有很多只有你自己才知道。先按照以下顺序来确认你目前的状态，然后与你的同居人或者亲近的朋友分享、反复协商吧。

1. 对照后面几页的自查要点，找出生活中你在意的要点。

2. 就你在该要点上，什么时候会感到困扰、不舒服进行讨论。

3. 讨论如何改善该要点，以及如何打造一个尽可能减少身体和心理负担的舒适生活空间。

为自己的五感创造一个舒适的生活空间
自查要点

 ## 你是否觉得**光线**太刺眼?

你会感觉灯光和直射的阳光把眼睛照得很痛,或者会对突如其来的亮度变化感到大吃一惊。请在确保房间有充足光照的同时,避免强光或者亮度的变化。

试试这样做 〉 ·改变灯光方向,避免光线直射眼睛。
·挂上窗帘,以便调节阳光的强度。

 ## 你是否觉得鲜艳的**颜色**过于刺眼?

你的视觉会变得敏感,鲜艳的颜色有时会让你心神不宁、坐立难安。请避免在墙壁、地板、室内装饰等方面使用荧光色或高饱和度的颜色,尽量采用柔和的颜色吧。

试试这样做 〉 ·购买家具、家电的时候,要选择合适的颜色。
·避免选择给人造成视觉冲击力的颜色组合(如红色和黄色的组合等)。

 ## 你是否觉得**声音**太过吵闹?

有时你会听到身边所有的声音,以致无法将精力集中在想要听的声音上。请调整一下音源音量或你与音源之间的距离吧。

试试这样做 〉 ·说话的时候,关掉会产生噪声的电视和收音机等设备。
·使用隔音玻璃打造安静的环境。

你是否觉得**气味**太过强烈?

你的嗅觉会变得敏感,有时你会觉得香水、空气清新剂、汗水等气味极其强烈,让你感到不适。因此,请注意不要使用有刺激性的强香型物品。

试试这样做 ·不要过度使用衣物柔顺剂、喷雾等。
·做饭要通风换气,及时处理厨余垃圾。

你是否对**冷和热**很敏感?

你的自主神经功能失调,有时你的身体难以调节体温和汗液。请打造一个可以自如调节温度的环境吧,以便你根据季节和天气保持适当的体感温度。

试试这样做 ·在室内,使用可以轻松调节温度的设备。
·在室外,通过及时更换易于穿脱的衣服来调节体温。

你是否对**台阶和陡坡**心生恐惧?

你如果有空间认知障碍,又或者无法随心所欲地活动自己的身体,那么有时,台阶和陡坡会阻碍你的行动。即使是一段高度很低、坡度很小的台阶或者浅沟,你也可能觉得它巨大无比。因此,想办法打造一个平坦的空间吧。

试试这样做 ·在一些高度差不大的空间之间,比如在更衣室和浴室之间打造一个缓坡。

将引起混乱的事物
移出生活空间

由于空间、记忆、注意力等认知功能发生障碍，所以
即使是在住惯了的熟悉空间里，你有时也会因家具布局、
墙壁和地板的图案、光线射入情况的变化等感到混乱、犹
豫不决。

与为自己的五感创造一个舒适的生活空间同理，对你
来说，了解什么样的状态会引发混乱，然后消除引起混乱
的源头也很重要。

先按照以下顺序，总结那些会引起混乱的事物，然后
与你的同居人或者亲近的朋友分享、反复协商吧。

**1. 对照后面几页的自查要点，找出对你来说会
引起混乱的要点。**

**2. 分享你在该要点上，会因为什么样的状态感
到混乱、难以理解。**

**3. 就如何改善进行讨论，打造一个不太会引起
混乱的生活空间。**

避免在生活中引起混乱
自查要点

你是否觉得标签和指示牌的位置、字体大小乱七八糟？

　　一些瓶瓶罐罐贴有标签，注明了里面放着什么东西。你有时会因为某张标签的位置和书写方式与其他标签不同而感到一片混乱。

> 试试这样做 ·如果要在抽屉、衣柜、收纳盒、门等地方贴上标签，要统一标签的位置、大小、样式。

你是否觉得地板和墙壁的颜色、材料乱七八糟？

　　墙壁颜色的突然切换、木纹地面和水泥地面直接连在一起等情况，会让你觉得仿佛出现了台阶或者窟窿，甚至有可能导致意外事故。

> 试试这样做 ·对于地板和门，除了需要醒目提示的地方，都尽可能采用统一的颜色和材料。

你是否觉得重要的信息与周围的环境融合在了一起？

　　颜色和材料的统一固然重要，但是，我们也要让重要的标志、应当被识别的关键信息足够醒目。

> 试试这样做 ·对于必须要正确识别颜色和形状的事物，比如门把手、厕所的马桶和马桶圈等，其颜色要与周围墙壁和地板的明确区分开。

你的房间里是否有复杂的图案和花纹？

有时，几何图案会使空间看上去很扭曲或者像其他东西，而写实的图案又过于真实——比如植物图案，有时看上去就像是一株真的植物。

试试这样做 ▷ ·进行室内装潢的时候，避免格子纹、条纹等重复的花纹，以及植物、动物等具体的图案。

你是否会看错强烈的反光和漆黑的阴影？

你有时会把地板上的阴影看成窟窿或者台阶，或者把地板上的反光看成一个水坑，从而导致意外事故。

试试这样做 ▷ ·改变灯光的方向，或者用窗帘遮住阳光，以避免投射出阴影。

·对于反光的镜子，不使用的时候用布将镜面遮起来。

你是否在使用操作复杂的生活用品？

你在控制四肢、识别自己与目标物体的距离和方向上存在障碍，有时难以执行组合了前后、左右、上下六个方向的三维动作。

试试这样做 ▷ ·对于厕纸盒、门把手等物品，选择操作简单的，比如"只需按一下""只需转一下"的。

·选择具有自动感应功能的，或者开关、冷热调节简单易懂的水龙头开关。

房间路线是否复杂或者没有记号?

　　由于记忆和空间认知障碍，有时你即使是在家里，也难以到达目的地。或者一旦房门关着，你就不知道那是什么房间，感到一片混乱。

试试这样做 ·让必要房间的标记以及通往那里的路线变得简单易懂，比如厕所的标记和通往厕所的路线。对于你常待的房间，要是知道从该房间到其他房间的路线，你就会感到安心。

你是否对家电的使用方法感到困惑?

　　由于记忆、注意力，以及关于使用步骤的认知功能障碍，即便是平时经常使用的东西，你有时也会想不起操作方法，或者因为一点点的操作错误，就感到混乱不堪。

试试这样做 ·对于那些你用惯了的家电，比如电饭锅、电话，在出现故障后要及时修理，争取长期使用。
·在更换家电的时候，要重视家电的操作方法，选择惯用的、熟悉的款式，而不是优先考虑功能和外观。

是否有地方、物体必须要用大力气或者精细动作?

　　由于空间认知功能障碍，你有时难以控制自己的四肢，或者难以识别与目标物体之间的距离和方向。在想要移动某样东西的时候，你会不知道该如何用力气。

试试这样做 ·对于常待的房间，你要选择容易开关的房门。
·将袋装、罐装、纸盒装的物品，转移到可以轻松开关盖子的容器里。

设计暗号或者标记

你有时或许会遇到这样的混乱情况——即使能理解家电按键的含义，也不知道该如何操作，或者对文件标签上书写的记号感到难以理解。

这个时候，**你可以试着制作一些一看就能明白用途、一看就能做出直觉动作的暗号或标记**。有些事情其实简单得出乎你的意料，所以你可以试着挑战一下。

有位朋友说，他以前就算看着洗发水和沐浴液的包装，也难以区分它们。但是自从在洗发水上写了"头"字、在沐浴液上写了"身"字之后，他就不会再分不清楚了。有时，通过设计文字的大小和形状（字体）、组合简单的插图和照片，物品的用途就能变得容易理解。

怎么设计暗号或标记呢？你可以与同居的人或者亲近的朋友一起讨论、实践。

设计暗号或者标记的思路

在重要的地方做上标记

为了不搞错我的房间和隔壁房间，我会在自己的房门上贴上喜欢的贴纸。[①]

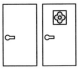

拍一张柜子内部的照片贴在柜门上

为了防止自己忘记柜子里面放着什么物品，我会直接拍一张柜子内部的照片贴在柜门上。[②]

制作图文结合的记号

在厕所等重要的地方，我会制作一个图文结合的记号。[③]

给重要路线做上清晰易懂的标记

在走廊里，用胶带贴出箭头的形状，以标记从客厅或者自己的卧室（你在家经常待着的地方）出发通往厕所的路线。

在衣服上做标记

因为我在穿衣服的时候，有时会不知道袖子入口的位置和袖子的深度，所以我会在手臂穿过的"路线"上，贴上颜色不同于衣服内衬的显眼胶带作为标记。

---

① 此方法来自英国阿尔茨海默病协会（Alzheimer's Society）。——作者注

② 此方法来自英国阿尔茨海默病协会（Alzheimer's Society）。——作者注

③ 休斯顿 A., 米歇尔 W., 瑞恩 K., 等 . 无障碍设计与失智症：一个在平权争论中被忽视的盲区 . 失智症（伦敦）[J].2020;19(1):83-94.

使用智能手机
让生活变轻松

　　每个人都有忘事、记不住事的时候。你不必太过纠结，**对于记不住的事，你只要借助智能设备和电子技术就好啦。**

　　你如果在日常生活中遇到的各种困难越来越多，比如忘记每天必做的事和约定好的事、在熟悉的路线中迷路、频繁丢失家门钥匙，那么就试着使用一下智能手机的便利功能吧。

　　即使没有专门为失智症病人设计的智能手机，你也可以通过熟练地使用自己或者家人智能手机中的一些功能解决各种问题。当你觉得操作和设置太难的时候，你可以向周围的人寻求帮助。

可以用智能手机解决的问题

写不了文章，打字困难

智能手机具备语音助手功能，只需对着手机说出"给XX拨打电话""搜索XXX"的语音指令，它就能自动操作。发消息、写文章的时候也同样如此，使用语音转文字功能即可，没必要再用手打出长篇文字。

不知道电话中约定好的事情在什么时候做

你如果觉得事先约定好的事情你多半会忘记，就把它们记在手机日历上吧。如果你提前设置好了提醒（通知功能），那么在约定日期的前一天，或者快要临近约定时间的时候，你就会收到通知。这样一来，你就算不反复地查看和确认也不会错过约会啦。

经常丢东西、忘东西

如果你在钱包、钥匙等上面安装一个被称为"智能防丢器"的小型电子设备并连上手机，那么一旦物品离开你（手机）超过一定的距离，手机就会收到消息通知或者发出提示音，这样就能防止你忘东西、丢东西了。这种"智能防丢器"有钥匙扣、贴片等各种类型，你可以选择一种适合你的。

制订旅行开支计划

　　旅行前有一项准备工作是绝对不能忘记的，那就是规划开支。

　　你可能因为难以再一如往常地工作，而对生活开销和医疗开销感到不安，或者觉得管理金钱变得困难了。

　　为了避免在不知道接下来的生活需要多少钱的情况下不安地旅行，请试着和你的家人或者亲近的朋友一起，对你目前的收入和支出进行一次整理吧。

　　通过写下工资和养老金等收入金额、生活费和医疗费等支出金额，以及储蓄金额，你就能掌握自己目前的资金情况，就能更轻松地制订开支计划了。

　　你如果发现自己的资金难以维持生活，就试着查询一下有没有能减轻经济负担的福利政策，或者咨询政府工作人员。

　　此外，即便是家人、朋友之间，也可能因为金钱管理而出现纠纷。因此，你或许也可以考虑委托第三方来进行资金管理。

与失智症病人相关的保险和制度 [①]

▶针对失智症病人推行的保险

国内针对失智症病人的保险有国家推行、企业推行两种。

长期护理险是国家推行的。当事人可以报销一定的医疗费用，或者由当地机构提供一些上门服务，具体情况需要看当地的政策。

在企业推行的保险中，重大疾病保险尽管没有覆盖所有的失智症，但包含了阿尔茨海默病。这类保险一般只要在病前投保，受益人就能获得赔付。

▶残疾人津贴

在国内，失智症病人一般可以领取津贴。病人需要先办理残疾证，再根据残疾的分级领取相应的津贴。由于地区发展情况不同，津贴的金额也有所不同。病人可以咨询所在社区的社区卫生服务中心的工作人员，或在当地从事老龄事业的专业人士。

---

① 为方便读者阅读，我们根据中国国情，对这部分做了调整。——编者注

调整、遵守每天的
生活节奏

感知时间方面的障碍，有时会导致你感觉到的时间与实际时间产生较大的偏差，或者让你失去一天有 24 小时的感觉。打乱生活节奏会对你的身心造成不好的影响，因此，你要尽可能保持一个稳定的生活节奏。

首先，试着和与你共同生活的人一起，写出你每天要做的事情，比如起床、吃饭、外出、睡觉。然后，为了不忘记这些事情，试着把日程表贴在客厅里，或者活用手机的闹钟功能吧。

其次，养成一些有助于顺利起床和入睡的行为习惯也很重要，比如早晨起床之后先沐浴一下阳光，唤醒身体，晚上睡觉前避免看手机和电视。

活用手机的闹钟功能

智能手机的闹钟功能，除了有早上叫人起床的作用之外，还有其他用法。例如，你如果忘记了应该何时为外出做准备、何时服药，就可以提前设置一个带有名称（标签）的闹钟，比如"8:00 准备外出""19:00 吃药"。这样一来，它就会在设定好的时间通知你做这件事。

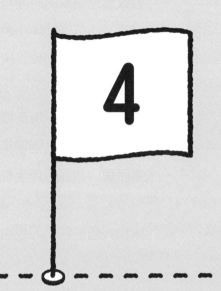

享受

发现旅行的快乐

积极享受现如今
自己能做到的事

在旅行中，你的乐趣会时不时地发生变化。如果那些你曾经很喜欢的事情，现在却做不了了。随着不能做的事情越来越多，你如今的状态与患上失智症之前的差距越来越大，你可能为此感到困惑、沮丧，会满脑子都在想不好的事情。

但是，一味地和过去的自己比、和其他人比，只会让你变得更消极。

这种时候，你需要调整自己的心情，把"这也不能做那也不能做"的消极情绪转换为"这个我可以做"的积极情绪。

现在的你，可能还会觉得一些无趣的事情开始变得很有趣。你可能在一些曾经以为不擅长的事情上获得意想不到的成功。然后，你所看到的风景就会不断地变化，随后邂逅新的奇遇。

不要忘记在旅途中尽全力享受现在——与家人和朋友一起聊天的现在、一起欢笑的现在、一起挑战新事物的现在。

转换语言能让人变得积极

我无法好好吃饭，并且吃饭太费时间了。 积极地想 我可以慢慢品尝食物。它们既可口又健康！

我曾经最喜欢自己一个人去看画展，但是现在无法这么做了。 积极地想 有人和我一起去的话，我就可以随时分享快乐和感想了！

我不再喜欢去热闹的地方了。 积极地想 我越来越善于寻找能让我静心的地方了！

明明是经常来的地方，我却不记得了。 积极地想 每一次都像是去一个新地方，这种感觉太棒了！

找到人生价值和自我价值，试着挑战一下

你不必一心想着"虽然我有想做的事情，但是现在已经做不到了""我一无是处，谁都帮不了我"。

把你喜欢的、擅长的事情告诉家人以及你身边的专业人士和朋友们吧。

或许有人会对你说："我想和你一起做这件事。"你可能在意想不到的地方发挥力量，你做的喜欢的、擅长的事情可能帮得上某个人的忙。

即使你想不出自己想做什么，**你也可以在朋友想尝试、挑战的时候，为他们加油打气，并试着与他们一起努力。**

如果做一些事情能让你快乐，或者发挥出某种价值，那么它们就会成为你日常生活的能量来源。

找到你自己的人生价值和自我价值，尽情地享受这段旅程吧。

我所找到的人生价值

我很高兴能在儿童食堂提供我的拿手料理并让小朋友们吃得开心。（五十多岁，男性）

我在社交网站上发表了与失智症相关的内容，有些尚未确诊失智症但为此感到不安的人以及他们的家人看到这些内容后给我留言："谢谢你提供了有用的信息。"看到这样的回复，我很开心！（五十多岁，女性）

在确诊失智症之后，我开始做清扫工作。我很高兴听到别人对我说"谢谢你"。（六十多岁，男性）

我在为我的朋友加油打气！我的朋友希望在当地创立一个失智症病人协会。（五十多岁，女性）

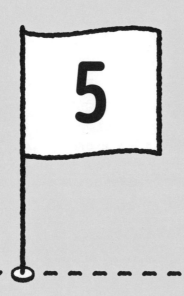

调整

稍作休息

不要勉强，不要努力过头

这趟旅行与以往的有点儿不一样，它会持续很长时间。你可能在途中感到身心疲惫，可能在不知不觉中把自己逼得太紧。

但是，如果你一直勉强自己，未来的生活就会变得越来越艰难。

因此，切忌努力过头。

改变旅行计划是一件再正常不过的事了。**让自己轻松无压力地旅行，比按部就班地完成旅行计划更加重要。**

当你原本要做一件事，但是现在又什么都不想做、想独处的时候，你为什么不试着遵从自己的内心，把那件事放一放呢？暂且把那些你认为现在必须做的事置之脑后吧。

你可能想：我不能这么轻易地放弃！我只有现在才能做到！但是，不要忘了，机会永远在下一个路口等着你。休息一下，重整心情再次出发，你会看见新的风景。

不要把痛苦的情绪
锁在心里

你可能觉得不安、痛苦的情绪是难以发泄出去的，会犹豫不决，心想：这种话我可以说出来吗？

但是，如果你只把这些情绪藏在自己心里，那么它就会不断膨胀。痛苦的感觉可能在你心中无休止地循环，使你变得更加痛苦……

不要把情绪锁在心里，去找值得信赖的人聊聊吧。把它说出来，可能有助于你理清思路，还可能让你觉得这些烦恼比想象中的要小。或者，你也可能发现它比你想象中的更麻烦，这次倾诉或许会成为你关怀自己的一个机会。

在别人倾听完你说的话之后，别忘了向对方表达感谢之情！

你如果不太想和人聊这件事，也可以试着把想说的话写在笔记本上。**光是把它写出来，你也会心情舒畅一些。**

试着做一点儿
"特别之事"

你逐渐习惯了失智症世界的旅行之后，可能觉得每天重复同样的日子很无聊，也可能觉得与周围之人的关系变得冷淡了。

这个时候，你为什么不试试在日常生活中加入一点特别之事呢？试着给自己、家人或者朋友送上一份非同寻常的礼物吧。

你不必去挑战困难的事，只要试着在寻常生活中稍微添加点儿什么，心情就会改变。

我的特别之事

我在日间照护中心举办了一场"一日美食节"活动，用美食来招待朋友们。（八十多岁，男性）

我会穿上心仪的衣服，戴上喜欢的饰品去购物。（八十多岁，女性）

直面社会偏见的同时，
试着与某人聊一聊

在生活中，有时人们会因为对失智症的偏见说出一些无情的话，或者会认为失智症病人什么都做不了。

面对这种社会偏见，你可能感到受伤、痛苦和无能为力。

虽然生活上的困难这些问题无法立即得到解决，但是无论如何你都要知道，**这绝对不是你的错**。

尽管民众、公共机构、企业等对失智症的认识还不够，但是可以肯定的是，人们对这类疾病的理解正在加深，社会一直在变得更好。

当你能直面社会偏见时，试着向值得信赖的人诉说自己的感受吧。可能有些事情你无法一个人应对，但是如果有别人帮忙就能够应对了。可能在与他人交谈的过程中，你就找到了解决问题的头绪。

把你的感受告诉周围的人，也是让社会一点点变得更好的其中一步。

四大社会偏见

形式主义的瀑布

他人过于遵守规则和惯例，不能真正帮助我解决困难。

 尽管我写不好字，
但是银行还是要求我亲笔签字。

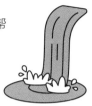

刻板印象的岩石

他人出于偏见，仅凭传言、部分症状来看待失智症。

 他人认定我是在漫无目的地徘徊，
还把我锁在房间里。

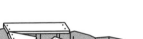

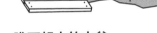

瞧不起人的山谷

他人将我视为无行动能力的人。

 为了避免我上不好厕所，
有人会近距离看守我。

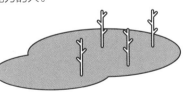

无知的沼泽

他人因缺乏与疾病和症状相关的知识，对我非常严苛。

 工作中，我如果工作用时太长，
就会被人指责是在偷懒。

说出自己的感谢之情

让我们在稍作休息之后，再次回到日常生活中吧。

这个时候，试着向那些陪伴你一路走来，并将继续陪伴你走下去的人，说一句感谢的话吧。

"因为家人、朋友一直都陪在我身边，**所以即使我没说出来，他们也应该知道我想说什么吧……**"这不过是你自己的想法。不管是谁，在别人表达了感谢之情、在听到一句"谢谢你"的时候，都会很开心。

可能你有些害羞、有些难为情。但是，只要你能说出来，你就会发现，比起难为情，"幸好我说出来了"的心情会更胜一筹，你心里会变得很温暖。

"很高兴有你陪我一起前行！""你真是帮了我大忙呢！"……或者，只要一句简单的"谢谢你"就足够表达你的感谢之情了。

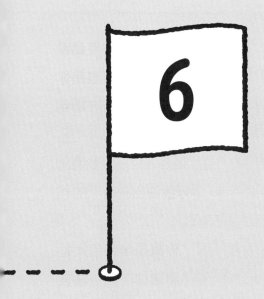

传递

将内心的想法传达给他人

分享你的经验

每个人都是从初到失智症世界中的新人，一点点成长为旅行达人的。

在旅行中，你应该也有过痛苦的经历，比如不能随心所欲地行动、感到不开心等。

但是，你一定也有新的体验和意想不到的发现吧？

你的所有这些经验，对今后也要来这个世界旅行的人来说，都是重要的基石和支柱。就像你阅读了一本旅行前辈所写的书，改变了自己对失智症世界的印象一样；就像你遇到了同样患有失智症的伙伴，并与之交谈、受到了鼓励一样……

你的经验将为其他的失智症病人及其家人注入勇气，成为鼓励他们积极生活的知识和智慧。所以，请把你的经验和旅行回忆发表出来，分享给他人吧。

你不必把这件事想得太难。不需要逻辑清晰的描述，也不需要华丽优美的辞藻，用你喜欢的方式发表就可以。比如，就像和朋友聊天一样，试着写下："我发生了这样的事，我有……的心情……"

你的经验是失智症病人乃至全人类的宝贵财产。

例如，向外界传递这样的信息

在社交网站发帖

你在博客上发表的内容，即便是不认识你的人也可以看到。有时，会有出乎你意料的人在帖文下评论，与你产生意想不到的交流。在你想要把心中所想写出来、传达出去的时候，试着用你熟悉的工具把它们写下来并发表出来吧。

协助社会团体进行调查

世界各地有很多团体都在进行关于失智症的调查和研究。比如，在日本的失智症未来共创中心（認知症未来共創ハブ），调研人员对失智症病人进行了采访，并创建了一个数据库，该数据库总结了病人实际的生活状况，以及病人想到的解决生活困难的主意和窍门。你不妨加入其中，把你的经验和窍门分享给大家，为大家提供帮助。

参加可以改变
社会现状的活动

仍然有很多与失智症相关的信息，特别是失智症病人本人的心声还未被世人所知，距离实现"失智症友好型社会"仍然有很长一段路要走。

在未来，与失智症共同生存的人会越来越多。为了打造一个即使人们患上失智症也能轻松生活的社会，**有些事情只有先一步开始旅行的你才能做到**。

如果在你身边没有聚会的地方和机会，那么，你试着自己创建一个怎么样呢？单打独斗的确很困难，你可以找当地的专业人士（比如老年人服务中心的工作人员）帮忙，他们应该会帮助你。你还可以找一个地方，与那些被确诊为失智症并感到不知所措、孤军奋战的人交流，分享各自的经验和想法。

另外，有一些团体正在开展致力将失智症病人的心声传递到社会上的活动。如果你想让更多的人听到你的心声，就可以加入这些团体。大家共同努力，将产生能改善社会现状的巨大力量。

在日本，与失智症有关的团体或活动有这些

日本失智症病人工作小组（日本認知症本人ワーキンググループ）

　　该团体旨在创建一个这样的社会——全国各地的失智症病人能够分享他们的体验和生活智慧，能够有希望、有尊严地生活下去。该团体正在将这样的呼声传递给有关部门。

日本"橙色之门"（おれんじドア）—— 一个为失智症病人开通的综合咨询窗口

　　该窗口在日本宫城县仙台市每月开放一次，只对失智症病人本人开放。其发起人是被确诊为早发型失智症的丹野智文，通常是以"自己想做的事、想挑战的事"为主题进行交流讨论。

日本失智症病人无障碍生活组织（Borderless with Dementia）

　　这是一个以日本东海地区为中心的团体。它是一个地方自治团体，以失智症病人的生活经验为起点，并围绕"创建与失智症病人共同生活的社会"这一目标开展活动。他们会根据失智症病人的情况组织同伴支持活动，开展面向市民和专业人士的讲座，举办面向企业的研修会。

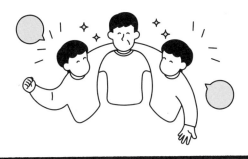

尾声

打造一个能够让失智症病人轻松生活的社会

解决失智症病人生活困难这一问题，是我作为设计师的工作。这是我在 2018 年参加了日本失智症未来共创中心的活动，并与众多失智症病人交流之后，所确信的一件事。

所谓设计，就是一种在人与物、服务、环境、信息之间创建和谐关系的行为。在这个日益复杂的现代社会中，充满了难以使用的商品和难以理解的手续，以及容易引发混乱的标志和空间。

是的，失智症病人在生活中所面临的困难，大半都源于不合理的设计。"为打造一个能够让失智症病人轻松生活的社会，设计师能做些什么呢？"我在实践中摸索着这个问题的答案，得出了一个结论，于是就有了这本书。

我在写作本书的过程中，受到了许多人的关照，比如愿意交流以及接受采访的失智症病人。

我们请到了樋口直美监制本书，她自身就是一位路易体痴呆病人，著有各种与失智症相关的书籍。我们还从鬼头史树的实践中，从堀田聪子提供的采访数据以及她的研究中，得到了许多启发。鬼头史树是失智症病人无障碍生活组织的成员，他在日本名古屋市与病人一起开展互助活动。堀田聪子是日本失智症未来共创中心的代表，同时也是日本庆应义塾大学研究生院健康管理研究科的教授。

　　感谢稻叶千惠美和土屋春奈为本书绘制插图，这些插图让本书更加吸引人，也让读者更加容易理解。

　　稻垣美帆主要负责本书第一部分的起草大纲、编辑工作，青木佑负责第二部分的起草大纲、编辑工作。如果没有他们的倾情奉献和不懈努力，这本书无法完成。

　　另外，如果没有日本莱茨社（Writes Publishing，Inc.）的大冢启志郎，这本书就不可能出版。他是日本失智症未来共创中心以及日本"社会设计"（issue+design）组织的成员，与各种失智症相关的项目有过合作，是他给了我写这本书的契机。

　　再次谢谢大家。

　　最后，我还要感谢我的妻子千佐子，她在新型冠状病毒肺炎疫情背景下的艰难生活中一直支持着我；感谢我的女儿雪夕花和儿子空知以及两条小丑鱼，一直用满脸的笑容治愈着我。

2021 年 3 年 9 月　筧裕介

倾听当事人的声音——
采访日本失智症未来共创中心的当事人 ①

在日本失智症未来共创中心，围绕当事人的想法、体验和生活智慧，以创造"与失智症一起生活得更好"作为活动的核心，对失智症病人本人进行的采访是本书的构思基础。

采访对象是同意协助研究的失智症病人（原则上是已经确诊的病人），截止 2021 年 7 月，约有 100 人参加。

采访的主题如下，但是受访者也可以根据自己的兴趣、关心的事情以及课题，自由地进行讲述。

· 失智症的发病史以及目前的病情进程
· 生活中的艰辛与困难、办法与智慧等
· 生活的喜悦与人生的价值
· 今后想尝试的事情

---

① "失智症病人生活中的困难与办法、人生的价值与喜悦——共创一个与失智症一起生活得更好的未来（受理编号 2019-20）"活动由日本庆应义塾大学研究生学院健康管理研究科研究伦理审查委员会批准并举办。——作者注

对当事人的声音进行分析、归类
——日本失智症病人知识库 [①]

当事人通过与其家人、支援者、研究者、设计师之间的反复交流，将困难（生活课题）与该困难背后可能存在的各种原因（身心功能障碍）联系起来，并进行分析、结构化，同时还公开了自己的生活智慧。

主要的分析项目

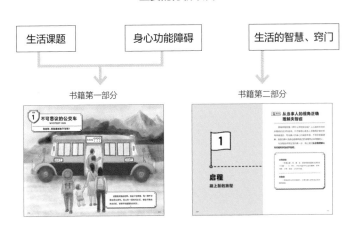

[①] 介绍了日本"根据'重视失智症病人本人及其家人的观点'的多模式人机交互技术所进行的自立共生支援 AI 的研究开发和社会实装"研究项目，以及日本"为独居高龄失智症病人等创造安全、安心的生活环境所做的研究"研究项目的一部分成果。——作者注

作者 笕裕介（issue+design）

日本"社会设计"组织代表，日本庆应义塾大学研究生学院健康管理研究科特聘教授。1975 年出生，毕业于日本一桥大学社会学系，后又攻读日本东京工业大学研究生、日本东京大学工学系研究科（工学博士）。2008 年，他成立了日本"社会设计"组织。之后，笕裕介便在解决社会课题的设计领域潜心研究与实践。

笕裕介曾获得日本计划行政学会奖励奖、日本优良设计前沿奖、日本竹尾奖等奖项，《设计能改变一个地区》（持続可能な地域のつくり方）、《社会设计——用跨界思维解决社会问题》（ソーシャルデザイン実践ガイド）、《人口减少与设计》（人口減少 × デザイン）、《为转型区域而做的设计》（地域を変えるデザイン）、《什么是专为地震灾难而做的设计》（震災のためにデザインは何が可能か）等。

起草大纲　编辑（第一部分）**稻垣美帆**（issue+design）

起草大纲　编辑（第二部分）**青木佑**（issue+design）

插图　**土屋春奈**（issue+design）

稻叶千惠美

监制　**失智症未来共创中心**

第一部分　**樋口直美**

第二部分　**鬼头史树**（Borderless with Dementia）

采访数据的提供等　**堀田聪子**

issue+design

日本特定非营利活动组织"社会设计"组织（issue+design）

　　成立于 2008 年，其口号为——用市民的创造力，解决社会课题。"社会设计"与市民一起，实践各种各样的项目，用设计中的"美与共鸣的力量"挑战地区、日本、世界中存在的社会课题。代表性的项目有：支援东日本大地震志愿者的"号码布"；支援怀孕、分娩、育儿的"改变吧，日本的母子手帐本"；与 500 位居民一起绘制未来的"高知县佐川町：大家共同制订的综合计划"；从 SDGs（Sustainable Development Goals，可持续发展目标）视角体验地区建设；模拟未来的游戏型工作坊"地方创生的 SDGs"等。

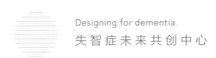

Designing for dementia.
失智症未来共创中心

日本失智症未来共创中心

　　一家日本社会机构，旨在"创造一个与失智症一起生活得更好的未来"，以当事人的想法、体验和生活智慧为中心，与失智症病人、病人家人、支援者、地区居民、医疗照护机构的相关人员、企业、自治团体、相关省厅及相关机关单位、研究人员等共同协作，共创失智症病人友好型的社会。自 2018 年以来，日本失智症未来共创中心由 4 个组织联合运营，它们是日本庆应义塾大学福祉研究中心、日本医疗政策机构、日本失智症友谊俱乐部、日本"社会设计"组织。

代表人　堀田聪子（日本庆应义塾大学研究生学院健康管理研究科教授）

附录
按生活场景分类的困难索引

在本书的最后，我们为大家汇总了"148个生活中的困难"，将失智症病人的生活困难，分11个生活场景列举了出来：衣（穿）、食（吃）、居（居家）、钱（管理钱财）、购（购物）、健（身心健康）、行（出行）、交（社交）、娱（娱乐）、学（学习）、作（工作）。

你在什么时候会感觉到生活出现了困难呢？

每个困难的后面都有页码，你可以翻到它在本书中对应的页面，了解该困难背后的身心功能障碍。请好好利用这个索引吧，以便更好地理解你自己以及你珍视的家人所面临的生活困难。

衣 ▶ 与穿有关的生活困难	
☐ 不知道衣服放在了哪里	→ P.028
☐ 无法从贴有"内衣"标签的抽屉中取出内裤	→ P.056
☐ 难以晾晒衣服	→ P.131
☐ 难以穿鞋、穿袜	→ P.133
☐ 难以穿衣	→ P.134
☐ 难以剃须、化妆、戴首饰	→ P.134
☐ 搞错穿衣的顺序	→ P.180
☐ 难以根据气候和场合选择合适的衣服和随身物品	→ P.182
☐ 穿错鞋子	→ P.182

243

娱 ▸ 与娱乐有关的生活困难事

著作权合同登记号 图字：01-2022-6263

图书在版编目（CIP）数据

想带你看看失智症病人的世界 /（日）笕裕介著；王露萍译. —北京：
北京科学技术出版社，2023.11
ISBN 978-7-5714-3083-2

Ⅰ. ①想… Ⅱ. ①笕… ②王… Ⅲ. ①阿尔茨海默病－防治 Ⅳ. ① R749.1

中国国家版本馆 CIP 数据核字（2023）第 111059 号

策划编辑：陈憧憧
责任编辑：陈憧憧
责任校对：贾 荣
装帧设计：旅教文化
责任印制：李 茗
出 版 人：曾庆宇
出版发行：北京科学技术出版社
社　　址：北京西直门南大街 16 号
邮政编码：100035
电　　话：0086-10-66135495（总编室）　0086-10-66113227（发行部）
网　　址：www.bkydw.cn
印　　刷：北京宝隆世纪印刷有限公司
开　　本：889 mm × 1194 mm　1/32
字　　数：105 千字
印　　张：8.25
版　　次：2023 年 11 月第 1 版
印　　次：2023 年 11 月第 1 次印刷
ISBN 978-7-5714-3083-2

定　　价：89.00 元

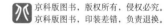